DR. ANTONIE POST

Intuitiv essen, gesünder werden, besser leben

Dr. Antonie Post

Intuitiv essen gesünder werden besser leben

Bei chronischen Krankheiten wie Bluthochdruck, Diabetes Typ 2, PCOS, Allergien und Co

südwest

1. Auflage 2025

Lektorat: Dr. Doortje Cramer-Scharnagl, Edewecht
Korrektorat: Susanne Schneider, München
Umschlaggestaltung und Grafiken: OH, JA! (oh-ja.com)
Satz: Satzwerk Huber, Germering
Herstellung: Franziska Polenz
Druck und Bindung: GGP Media GmbH, Pößneck
Printed in Germany

FSC www.fsc.org MIX Papier | Fördert gute Waldnutzung FSC® C014496

Penguin Random House Verlagsgruppe FSC® N001967

ISBN 978-3-517-10354-9
www.suedwest-verlag.de

Disclaimer

Dieses Buch ist kein Ersatz für eine individuelle medizinische oder psychische Gesundheitsberatung, sondern es dient ausschließlich Informations- und Bildungszwecken. Es ersetzt keine Behandlung und darf nicht als Grundlage zur eigenständigen Diagnose und Beginn, Änderung oder Beendigung einer Behandlung von Krankheiten oder Medikation verwendet werden. Konsultiere bei allen gesundheitlichen Fragen oder Beschwerden daher bitte immer zunächst deinen/deine Ärzt:in oder Psychotherapeut:in. Wenn du dich in einer Essstörung oder frühen Recovery befindest oder dich die Inhalte in diesem Buch aktivieren oder triggern (könnten), kläre bitte mit der Person, die deine primäre Gesundheitsversorgung übernommen hat, ob dieses Buch für dich geeignet ist.

Inhalt

Wovon träumst du?

Ich kann nicht glauben, was ich gerade im Begriff bin zu tun. Was bin ich nur für eine Hochstaplerin! Ich erkläre im Podcast *Iss doch, was du willst!*[1] seit Jahren, warum sich vom Gewicht nicht auf die Gesundheit schließen lässt, wie ein entspanntes und genussvolles Essverhalten ohne Diätregeln und Kontrollzwang funktioniert und dass mehrgewichtige Menschen genauso viel Respekt verdienen wie schlanke Personen (und wie sie diesen Respekt einfordern können). Verdammte Axt, es ist noch nicht mal zwei Stunden her, dass ich meine Klient:in in der Beratung fragte, was denn *eigentlich* hinter ihrem Wunsch nach einem schlankeren Körper stecke. Wenn die wüsste, was ich für eine Lügnerin bin. Denn gerade sitze ich in einem Online-Call und lasse mir erklären, in welchem Zeitraum welche Gewichtsabnahme für mich realistisch sei. Ich schäme mich so sehr, dass ich kaum dem Gespräch folgen kann. Die Anti-Diät-Ernährungswissenschaftlerin, die andere Menschen dabei unterstützt, Frieden mit dem eigenen Körper und dem Essen zu schließen, denkt gerade ernsthaft darüber nach, in den nächsten Monaten mehrere Tausend Euro dafür auszugeben, um vorsätzlich Gewicht zu verlieren.

Plötzlich ist Stille. Ich blicke auf, schaue in ein erwartungsvolles Gesicht und mir wird klar, dass ich eine Antwort geben muss. Glücklicherweise lässt mich mein Kurzzeitgedächtnis nicht im Stich. Mein Gegenüber hatte mir gerade freudestrahlend verkündet, dass ich mir jederzeit während des Programms überlegen könnte, ob ich mein Zielgewicht nicht doch noch etwas weiter runterschrauben will. 25 kg seien in meinem Fall überhaupt kein Problem. Und um dem Ganzen etwas mehr Nachdruck zu verleihen, wiederholt er mit glänzenden Augen noch einmal seine letzte Frage: Wenn meine Träume keine Grenzen hätten, was würde ich mir wünschen?

Ich hatte in meinem Leben schon viele Träume. Häufiger, als mir lieb war, spielten darin mein Aussehen und mein Gewicht eine zentrale Rolle. Mit elf Jahren hatte ich bereits einige Mobbingerfahrungen hinter mir und glaubte, dass alle mich mögen würden, wenn ich nur »die perfekte Figur« hätte. Mit 19 Jahren war ich überzeugt, dass ich meine Probleme mit dem Essen und meinem Gewicht lösen könnte, wenn ich nur »die eine« Diät finden würde, die mich schlank machen würde. Ich entschied mich für ein Studium der Ernährungswissenschaften und verschwendete nicht einen weiteren Gedanken daran, dass ich auch gerne etwas Kreatives gemacht oder mit Tieren gearbeitet hätte. Mit 31 Jahren, nach der Geburt meines ersten Kindes, träumte ich davon, mit dem »perfekten« After-Baby-Body wie ein Phönix aus der Asche zu steigen. Trotz des Stillens hungerte ich mich durch ein extremes Sportprogramm. Mit 34, nach der Geburt meines zweiten Kindes, setzte ich mir ein Ultimatum: jetzt oder nie. Aus Angst und Verzweiflung griff ich zu drastischen Maßnahmen, die mich an den Rand einer Essstörung brachten. Der Wunsch nach einem schlanken Körper hatte sich längst in einen wiederkehrenden Albtraum verwandelt.

Ich kämpfte einige Monate wie besessen um jedes einzelne Kilo – bis plötzlich gar nichts mehr ging. Aus heiterem Himmel hatte ich anaphylaktische Schocks (schwere allergische Reaktionen, die bis zum Kreislaufstillstand und sogar zum Tod führen können). Ich hatte Schmerzen, konnte an vielen Tagen fast nicht aus dem Bett aufstehen und hatte kaum eine Chance, meinen normalen Alltag durchzustehen. An eine strenge Diät oder einen harten Trainingsplan war nicht zu denken. Es dauerte über ein Jahr, bis ich die Diagnosen Histaminintoleranz und Mastzellaktivierungssyndrom erhielt, die meine Symptome endlich erklärten und mir die Möglichkeit gaben, gezielt dagegen vorzugehen.

Mein erster Impuls war, eine krasse Restriktionsdiät zu machen. Wieso nur histaminreiche Lebensmittel weglassen, wenn ich auch gleich 120 Prozent geben und auf alles »Ungesunde« verzichten konnte? Aber ich war längst am Ende meiner Kräfte. Ich konnte nicht mehr gegen meinen Körper kämpfen. Diäten kamen nicht mehr infrage, also tat ich das komplette Gegenteil: Ich fing an, intuitiv zu essen. Auch wenn es nicht (mehr) meine oberste Priorität war, hoffte ich anfangs noch, mit der Intuitiven Ernährung Gewicht zu verlieren. Tatsächlich aber tat sich gar nichts auf der Waage. Doch nach ein paar Wochen und Monaten bemerkte ich die ersten anderen positiven Veränderungen und der Wunsch nach einem schlankeren Körper rückte langsam in den Hintergrund. Meine Blutwerte verbesserten sich, ich hatte wieder viel mehr Energie und verspürte eine Leichtigkeit und Freude, die ich niemals für möglich gehalten hätte. Essen hatte die Macht über mich verloren. Wenn das bedeuten sollte, den Traum vom schlanken Körper aufzugeben, war ich bereit, diesen Preis zu zahlen. Mein Gewicht war mir nicht mehr so wichtig. Zumindest dachte ich das: Denn wie soll ich mir erklären, dass ich gerade überlege, ob ich für das Diätprogramm die Ratenzahlung wählen oder doch besser den ganzen Betrag auf einmal zahlen soll, um mir ein paar Kröten zu sparen?

Ich erwache aus meiner Trance, als ich ein ungeduldiges Räuspern höre. Huch, ich habe immer noch nicht geantwortet. »Wovon träumst du?« Mein Gegenüber fragt mich nun schon zum dritten Mal und seine fast fieberhafte Dringlichkeit, mich auf ein konkretes Zielgewicht festzunageln, bringt mich endlich zur Besinnung. Dieses Diätprogramm, das mir gerade in den buntesten Farben angepriesen wurde, ist definitiv nicht das, was ich brauche – und daran ändert auch meine neue Verdachtsdiagnose nichts: Rheuma. Allein die Vorstellung, dass sich diese Diagnose bewahrheitet, macht mir riesengroße Angst und mir wird bewusst, warum ich gerade in diesem Call sitze. Es war der erstbeste Strohhalm, nach dem ich gegriffen habe, um diese Angst nicht mehr fühlen zu müssen.

All mein Wissen und meine Arbeit der letzten Jahre und selbst das Buch, das ich zum Thema Gesundheit und Gewicht schon geschrieben habe,[2] konnten mich nicht davor schützen, dass mich die neue Diagnose direkt in alte Muster zurückkatapultiert hatte. Meine Hoffnung war, mit der sinkenden Zahl auf der Waage schwarz auf weiß die Bescheinigung zu bekommen, alles in meiner Macht Stehende zu tun. Schon früher hat mir dieses messbare Ergebnis, wenn der Zeiger der Waage nach unten gewandert ist, die (trügerische) Sicherheit gegeben, mein Leben »im Griff« zu haben. Doch hätte ich mit dieser Diät meine Gesundheit und mein Wohlbefinden wirklich positiv beeinflussen können? Möglich. Mit meiner Geschichte wäre es aber womöglich auch die Fahrkarte zurück in den Teufelskreis aus Hungern, exzessivem Sport, Essanfällen, Sportverweigerung und ganz vielen Schuld- und Schamgefühlen gewesen.

Das ist ein Risiko, das ich nicht mehr bereit bin einzugehen. Also verkünde ich dem verdutzten Abnehm-Coach, der eigentlich Koch ist und dessen einzige Zusatzqualifikation darin besteht, vor einem Jahr selbst mit diesem Programm abgenommen zu haben, dass ich kein Interesse mehr habe. Ich bedanke mich für seine Zeit, beende den Call und atme einmal tief durch. Uff. Die Anspannung fällt von mir ab. Nur die Angst ist immer noch da. Was nun?

Als Ernährungswissenschaftlerin glaube ich an die Kraft nährstoffreicher Lebensmittel. Ich bin vertraut mit der wissenschaftlichen Datenlage, weiß, wie die Ernährung Gesundheit und Wohlbefinden beeinflussen kann und wie sie sich zur Vorbeugung und Behandlung chronischer Krankheiten einsetzen lässt. Gesunde Ernährung umfasst aber weit mehr als die Lebensmittel, die wir essen. Auch unsere Beziehung zum Essen und zu unserem Körper sowie unsere innere Haltung gehören dazu. Essen geschieht immer in einem Kontext. Obwohl es wichtig ist, was wir essen, kann Ernährung nur bedingt etwas bewirken, wenn die Rahmenbedingungen nicht stimmen.

Dem Abnehm-Coach bin ich die Antwort schuldig geblieben, wovon ich träume. Doch dir möchte ich sie nicht vorenthalten, schließlich ist sie der Grund, warum ich dieses Buch geschrieben habe. Ich will ohne Verzicht und Kontrolle entspannt und mit Genuss essen, mich gut versorgen und mit meinen Erkrankungen im Gepäck ein erfülltes, glückliches, genussvolles, möglichst gesundes und möglichst leistungsfähiges Leben führen – und mit »leistungsfähig« meine ich nicht Leistungssport oder dass ich funktionieren muss. Leistungsfähig zu sein bedeutet für mich, genug Kraft und Energie zu haben, um meinen Alltag gut zu meistern, das zu tun, was mir wichtig ist, und mein Leben in vollen Zügen zu genießen. Mein Wunsch ist, dir zu zeigen, wie du das auch für dich erreichen kannst, und zwar sowohl aus meiner Sicht als Ernährungsfachkraft heraus als auch auf der Basis meiner Erfahrung als Betroffene. Dieses Buch richtet sich an Menschen, die intuitiv essen wollen oder bereits intuitive Esser:innen sind, eine Diagnose wie z. B. Bluthochdruck, Fettleber, Insulinresistenz oder Diabetes Typ 2 bekommen haben und ihre Krankheiten ohne Regeln und Verbote beim Essen und im Einklang mit ihrem Körper managen wollen. Aber auch wenn du Angst hast, eine chronische Erkrankung zu entwickeln, weil vielleicht

Familienmitglieder betroffen sind oder du befürchtest, dass dein Körpergewicht bestimmte Erkrankungen begünstigen könnte, lies unbedingt weiter.

In diesem Buch findest du zum einen durch wissenschaftliche Studien untermauertes theoretisches Wissen, zum anderen bewährte Methoden aus der Ernährungstherapie, wie du dein Essverhalten, deine Gesundheit und dein Wohlbefinden ohne Diätzwänge, Körperkontrollmaßnahmen oder Verzicht positiv beeinflussen kannst. Ich glaube fest daran, dass Essen Freude und Genuss bringen darf und dass jedes, wirklich jedes (!) Lebensmittel Teil einer gesunden und ausgewogenen Ernährung sein kann – und daran sollte auch eine Diagnose nichts ändern.

Herzlichst,

deine Antonie

Teil 1
Raus aus dem Diätgefängnis

Was Ernährung wirklich leisten kann

»Wenn du etwas loslässt, bist du etwas glücklicher. Wenn du viel loslässt, bist du viel glücklicher. Wenn du ganz loslässt, bist du frei.«

Ajahn Chah

In allen Kulturen dieser Welt spielt Essen und Trinken eine zentrale Rolle und ist meist eng mit Traditionen, Festen, Feiertagen und sozialen oder religiösen Praktiken verbunden. Für mich gehört an Heiligabend Lachs mit Pellkartoffeln und Dill-Senf-Soße auf den Tisch, zum Geburtstag wünsche ich mir einen Zitronenkuchen vom Blech und wenn ich als Kind krank war, hat mir meine Mama Hühnersuppe mit Buchstabennudeln gekocht. Auch heute noch gibt mir Nudelsuppe ein Gefühl von Liebe, Geborgenheit und Trost und beim Gedanken an die zitronig-herbe Süße meines Geburtstagskuchens läuft mir das Wasser im Mund zusammen. Ich fange sofort an, wie ein Honigkuchenpferd zu grinsen (ich liebe Geburtstag!). Wir verknüpfen bestimmte Speisen direkt mit Emotionen. Das ist ein natürlicher Teil unserer menschlichen Erfahrung und trägt zu einem erfüllten, genussvollen Leben bei.

Essen ist so viel mehr als Nährstoffaufnahme

Essen beeinflusst fast jeden Aspekt unseres Lebens, nicht nur auf körperlicher, sondern auch auf emotionaler und mentaler Ebene. Wie der Name schon sagt, versorgt uns die *Nahrung* auf körperlicher Ebene mit den Nährstoffen, die wir für unsere Energie, das Immunsystem, die Zellreparatur und den Erhalt unserer Organfunktionen benötigen. Auf emotionaler Ebene spielt Essen eine Rolle, da bestimmte Nahrungsmittel das Wohlbefinden fördern, etwa durch die Freisetzung von Hormonen wie Serotonin oder Dopamin, die unsere Stimmung positiv beeinflussen. Auf mentaler Ebene hat das, was wir essen, direkten Einfluss auf unsere Konzentrationsfähigkeit, unser Gedächtnis und unsere allgemeine geistige Klarheit. Ein Ungleichgewicht in der Ernährung kann Erschöpfung, verminderte körperliche oder mentale Leistungsfähigkeit und Stimmungsschwankungen fördern, den Körper anfälliger für Stress machen und die Fähigkeit, mit Belastungen umzugehen, beeinträchtigen. Eine bewusste, ausgewogene und nährstoffreiche Ernährungsweise hingegen kann nicht nur Wohlbefinden, Gesundheit und Lebensqualität verbessern, sondern auch ganz konkret die Lebensdauer verlängern.[3, 4]

Bei chronischen Stoffwechselerkrankungen, aber auch bei Allergien und Unverträglichkeiten, kann die Ernährung unter Umständen sogar einen noch größeren Einfluss auf das tägliche Leben und den Energielevel haben als bei gesunden Personen, weil der Körper oft empfindlicher auf bestimmte Nährstoffe, Lebensmittel oder Stoffwechselprozesse reagiert. Auch wenn ich selbst nichts essen würde, was mich als Anaphylaxie-Patientin akut gefährden könnte, teste ich doch immer mal wieder vorsichtig die Grenzen meiner individuellen Verträglichkeit aus, um mich nicht unnötig einzuschränken (teilweise unter ärztlicher Aufsicht). Denn Intoleranzen oder Allergien können sich durchaus mit der

Zeit verändern. Aber warum mache ich mir überhaupt die Mühe und nehme sogar in Kauf, dass es mir tagelang richtig schlecht geht, wenn ich auf etwas reagiere und dann Medikamente brauche? Wäre es nicht viel einfacher und sicherer, alles so zu lassen, wie es gerade ist? Ich könnte mir einen auf mich zugeschnittenen Ernährungsplan mit allen notwendigen Makro- und Mikronährstoffen erstellen und der Käse wäre gegessen. Das wäre doch eine ganz pragmatische Herangehensweise und ich würde sehr viel Energie und Zeit sparen, wenn ich mich theoretisch nicht mehr damit beschäftigen müsste, was ich essen oder kochen will.

Hört sich absurd an? Ist es auch, denn praktisch gesehen sind mir Genuss und Experimentierfreude beim Essen viel zu wichtig, als dass ich Lebensmittel und die Nahrungsaufnahme rein nach Vernunftkriterien einordnen könnte. Wo bleibt denn da der Spaß? Gutes, genussvolles Essen bereichert unser Leben, es ist ein großes Stück Lebensqualität. Genau aus diesem Grund scheitern so viele Ernährungsberatungen: Es reicht einfach nicht aus, einen Plan zu machen oder Menschen zu erklären, was sie essen und auf was sie besser verzichten sollen. Zu wissen, wie gesunde Ernährung geht, ist die eine Sache. Sich dementsprechend zu verhalten, die andere – und nein, ich als Ernährungswissenschaftlerin kann dir versichern, dass das sehr wenig mit Willenskraft oder Disziplin zu tun hat.

Der Körper hält das System im Gleichgewicht

Unser Körper ist keine Maschine. Er ist ein hochkomplexes biologisches System, das durch viele Faktoren beeinflusst wird, und funktioniert nicht nach einfachen mathematischen Formeln. Die Rechnung »Kalorien rein, Kalorien raus« geht einfach nicht auf, und zwar in beide Richtungen nicht (siehe Seite 24). In den

1970er-Jahren haben Forschende versucht, Menschen zu mästen, und sind kläglich daran gescheitert.[5] (Eine solche Intervention würde die Ethikkommission heute gar nicht mehr genehmigen, aber damals ging das noch.) In besagter Studie sollten männliche Gefängnisinsassen 20 bis 25 Prozent ihres Ausgangsgewichts zunehmen. Manche von ihnen mussten über einen Zeitraum von bis zu sechs Monaten über 10.000 Kilokalorien (kcal) am Tag verzehren, um diese extreme Gewichtszunahme zu erreichen.

Warum Gefangene? Studien haben gezeigt, dass Menschen die Tendenz haben, sich mehr zu bewegen, sobald sie mehr essen müssen. Im Gefängnis ließ sich dieser Effekt besser unterbinden. Spannenderweise fiel es den Teilnehmern der Studie sehr schwer, das zugenommene Körpergewicht zu halten, und die Forschenden lagen mit ihrer Berechnung, wie viel und in welcher Geschwindigkeit die Insassen hätten zunehmen sollen, ganz schön daneben. Die Gewichtszunahme dauerte um einiges länger als berechnet und fiel wesentlich geringer aus als erwartet. Eine Erklärung dafür ist, dass nicht alle Nährstoffe vollständig aufgenommen werden können, wenn wir große Mengen an Lebensmitteln auf einmal essen. In solchen Fällen kann ein Teil der Nahrung unverdaut oder nur teilweise verdaut ausgeschieden werden, da die Verdauungsorgane mit der großen Menge an Nahrung überfordert sind.

Man könnte auch sagen: Ist genug da, erlaubt sich der Körper, verschwenderisch mit dem umzugehen, was oben reinkommt. Kommt aber zu wenig rein – so wie bei einer (freiwilligen) Diät oder einer (erzwungenen) Hungersnot –, dann fängt der Körper an zu sparen und passt sich an das geringere Nahrungsangebot an. Fachsprachlich wird dies als **metabolische Adaptation** bezeichnet. Der Begriff beschreibt die (eher längerfristige) Anpassung des Organismus an Umweltfaktoren, wie Sauerstoffangebot, Temperatur, Druck oder Höhe, die auf biochemischer Ebene abläuft. Das Konzept der Stoffwechselanpassung ist dir vielleicht schon einmal beim Training von Profisportler:innen begegnet. Zur metabolischen Adaptation gehört aber auch die Anpassung auf das Nahrungsangebot und eine Gewichtsab- oder zunahme.

Mit jeder Diät lässt sich anfangs Gewicht reduzieren. Allerdings ist es kein Zufall, dass die wenigsten Diätinterventionsstudien länger als zwölf Monate dauern. Die größte Abnahme wird in der Regel im Zeitraum von drei bis sechs Monaten verzeichnet. Danach geht es mit dem Gewicht meist wieder bergauf, was lieber nicht in die Analyse mit einfließen soll. Der Erfolg ist also nur von kurzer Dauer. In konkreten Zahlen ausgedrückt: 95 bis 98 Prozent der Menschen haben nach ein bis fünf Jahren das verlorene Gewicht wieder zugenommen,[6, 7] und bis zu zwei Drittel wiegen mehr als vor dem Abnehmversuch.[8]

Warum? Aus der Sicht des Körpers geht es bei Nahrungsknappheit, egal aus welchem Grund, um das reine Überleben.[9, 10] Chronisches Diäthalten ist das Signal für den Körper, vor allem im Bauchbereich mehr Körperfett einzulagern, sobald wieder mehr Energie aufgenommen wird, um für die nächste Hungersnot möglichst wirksam vorzubeugen. Der Fachbegriff ist **Fat Overshooting**, ein »Überschießen« des Fettanteils, das mit erhöhten Risiken für bestimmte Stoffwechselerkrankungen in Verbindung gebracht wird.[11, 12] Lässt man den Stoffwechsel in Ruhe, isst ausgewogen und ausreichend und bewegt sich regelmäßig, gleicht sich dieser Effekt mit der Zeit wieder aus. Meistens beginnt man aber gerade zum Zeitpunkt des maximalen Fat Overshootings mit der nächsten (krassen) Diät, sodass sich das Verhältnis von Fett- zu Muskelmasse mit jedem Diätversuch weiter ungünstig verschieben kann.[13–15]

Das wahrscheinlichste Outcome einer Diät ist langfristig eine Gewichtszunahme.[12, 16] In den meisten Fällen führen Diäten zuverlässig in den Jo-Jo-Effekt.[17, 18] Sie steigern unabhängig vom

Gewicht das Risiko für Herz-Kreislauf-Erkrankungen und einen vorzeitigen Tod. Als Grund wird **Weight Cycling** vermutet.[19–21]

Weight Cycling bezeichnet das wiederholte Abnehmen und Zunehmen von Gewicht. Es steht in Verruf, unabhängig vom Körpergewicht das Risiko für bestimmte Erkrankungen zu erhöhen.[22–25] Interessanterweise handelt es sich dabei genau um die Krankheiten, für die häufig ein hohes Körpergewicht »verantwortlich« gemacht wird, wie Diabetes Typ 2, Bluthochdruck und koronare Herzerkrankungen.[20, 25] Es gibt auch Studien, die keine nachteiligen Effekte auf die Gesundheit durch Weight Cycling finden.[26, 27] Als Erklärungen für die uneinheitliche wissenschaftliche Datenlage werden Unterschiede in der Definition von Weight Cycling, verschiedene Methoden der Datenerhebung und individuelle Faktoren wie genetische Veranlagung, Ausgangsgesundheit und Lebensstil vermutet, die die Vergleichbarkeiten erschweren.

Studien zeigen außerdem, dass Verbesserungen der Gesundheit, die anfangs mit einem Gewichtsverlust einhergingen, häufig nach einigen Monaten verpuffen, auch wenn sich die Teilnehmenden weiter an die Maßnahmen halten und das Gewicht nicht wieder ansteigt.[28, 29] Überrascht? Das war ich auch, denn ich dachte früher, dass der Effekt nur deswegen nachlässt, weil es nur den wenigsten gelingt, das niedrigere Gewicht zu halten. Weit gefehlt! Stattdessen kommen mehrere Mechanismen zum Tragen:

1. Durch die metabolische Adaptation passt sich der Körper an das niedrigere Kalorienniveau an, wodurch der anfängliche gesundheitliche Vorteil teilweise verloren gehen kann.
2. Ein Gewichtsverlust kann das hormonelle Gleichgewicht beeinflussen, das sich nach einer Weile so anpasst, dass die Effekte, die anfangs zur Verbesserung der Gesundheit führten, wieder abgeschwächt werden.

3. Besonders bei einem hohen Kaloriendefizit oder sehr raschem Gewichtsverlust kann auch überproportional viel Muskelmasse verloren gehen. Im Verhältnis kann der Verlust an Muskelmasse der Gesundheit sehr viel mehr schaden, als der Verlust an Fettmasse ihr möglicherweise nutzt.
4. In einigen Fällen führt der Gewichtsverlust selbst zu entzündlichen Prozessen, insbesondere wenn er stressbedingt ist oder mit extremer Kalorienreduktion und sehr restriktiven Maßnahmen einhergeht. Diese Entzündungen können langfristig die positiven Effekte auf Stoffwechsel und Gesundheit abschwächen.

Ganz abgesehen von der mentalen Komponente, die später noch ein großes Thema sein wird (siehe Seite 183), zeigen diese Faktoren, dass ein Gewichtsverlust allein nicht zwangsläufig zu langfristigen gesundheitlichen Verbesserungen führt. Wir merken es nicht bewusst, aber der Körper arbeitet unermüdlich daran, das System im Gleichgewicht zu halten. Alles, was dieses Gleichgewicht stören könnte, stellt erst einmal eine Bedrohung dar und der Körper steuert automatisch dagegen. Deshalb passt er den Stoffwechsel so an, dass wir sowohl im Überfluss als auch bei Nahrungsmangel die Situation bestmöglich meistern können.

Diäten erhöhen das Risiko für Essstörungen

Besonders für Menschen in einer Essstörung, mit einem essgestörten Verhalten oder einer chronischen Diätvergangenheit ist es problematisch, Essen nur auf seine Bestandteile zu reduzieren und auf dieser Basis zu bewerten. Denn wenn wir Essen in »gut« und »schlecht« oder in »gesund« und »ungesund« einteilen, bekommt es einen moralischen Wert zugeschrieben: Wenn wir Lebensmittel essen, die »gut« sind, dann *verhalten* wir uns nicht nur gut, sondern wir *sind* gut (siehe Seite 195). Das kann so weit gehen, dass Menschen eine regelrechte Panik vor Lebensmitteln entwickeln, die in den eigenen Augen »ungesund« sind. **Orthorexie** beschreibt diesen zwanghaften Drang, sich »gesund« zu ernähren und alles zu meiden, was die Betroffenen als »ungesund« ansehen, da sie Angst haben, durch »ungesundes« Essen krank zu werden.[30, 31] Die selbst auferlegten Regeln werden mit der Zeit immer strenger und Genuss und Freude am Essen treten zunehmend in den Hintergrund. Diese übermäßige Fokussierung auf die Qualität und den vermeintlichen Gesundheitswert von Lebensmitteln kann zu sozialer Isolation, Mangelernährung und psychischen Belastungen führen.

Falls du glaubst zu wissen, wie Menschen in einer Essstörung aussehen, muss ich dich enttäuschen. Gerade einmal 6 Prozent der Menschen in einer Essstörung haben laut Body-Mass-Index (BMI) Untergewicht.[32] Eine restriktive Ernährungsweise, besonders in Verbindung mit einem negativen Körperbild, ist einer der Hauptrisikofaktoren dafür, eine Essstörung zu entwickeln.[33–37] Wenn dann noch eine Krankheit oder die Angst zu erkranken hinzukommt, ist dieses Risiko um ein Vielfaches erhöht. Das spiegelt sich auch in aktuellen Zahlen wider. Nehmen wir mal das Beispiel Diabetes: Schätzungsweise eine von sieben Personen mit Typ-2-Diabetes hat eine therapiebedürftige Essstörung.[38] Vermutlich liegt die Dunkelziffer noch sehr viel höher.[39] Bei Erwachsenen mit Diabetes Typ 2 ist die Binge Eating Disorder mit einer Prävalenz von 5,6–7,5 Prozent die vorherrschende Essstörung,[40] sie ist damit fast doppelt so hoch wie die in der Allgemeinbevölkerung beobachtete Prävalenz von 2–3,5 Prozent. Studien deuten darauf hin, dass bis zu 20 Prozent der Patient:innen mit Diabetes Typ 2 eine zugrunde liegende Essstörung haben und neben der Binge Eating Disorder das Night-Eating-Syndrom zu den häufigsten Essstörungen bei Menschen mit Typ-2-Diabetes gehört.[41]

Gesunde Ernährung ist nicht gleich Verzicht

Was oft mit der unschuldigen Hoffnung »Wenn ich nur ein bisschen schlanker wäre, dann wäre alles besser« beginnt, kann sehr schnell in einer Situation enden, in der das Körpergewicht die Gedanken beherrscht und sich das ganze Leben plötzlich nur noch um die eigene Ernährung dreht.

Wer sagt: »Ich möchte gesünder werden«, aber eigentlich »Gewicht verlieren« meint, nutzt »gesund« als Codewort für »schlank«. Vermischen wir diese beiden Begriffe munter miteinander, dann können wir auch nicht sauber trennen, was wirklich unserer Gesundheit dient – und was eben nicht. Nimm dir bitte einen Moment, um das wirklich zu verinnerlichen: Es sind genau dieselben Verhaltensweisen, die bei dünnen Menschen in einer Essstörung als problematisch angesehen werden, die gleichzeitig dicken Menschen »zum Wohle der Gesundheit« verschrieben werden. Der einzige Unterschied, der aus einer ungünstigen Verhaltensweise plötzlich eine erstrebenswerte macht, ist das Gewicht. Da stimmt doch irgendetwas nicht, oder?

Die meisten Gesundheitsfachkräfte sind sich längst einig, dass nachhaltige positive Veränderungen in der Ernährung und im Lebensstil das vorrangige Ziel sein sollten, um Gesundheit und Wohlbefinden zu unterstützen. Leider verwechseln wir in unserer diät- und körperbesessenen Gesellschaft aber gesunde Ernährung mit Verzicht. Der Grat zwischen einer achtsamen, gesundheitsfördernden Ernährungsweise und einer restriktiven Diät ist schmal. Sehr schmal. Es scheint ganz normal, Bedürfnisse zu übergehen, innere Signale wie Hunger und Sättigung zu ignorieren, Kalorien oder Makronährstoffe (kurz Makros) zu zählen, bestimmte Lebensmittel oder ganze Mahlzeiten wegzulassen, strenge Essensregeln einzuhalten, Nachtisch an bestimmte Bedingungen zu knüpfen oder sich Essen mit Sport zu »verdienen« oder »wiedergutzumachen«.

Die Diagnose einer chronischen Stoffwechselkrankheit kann solche Verhaltensweisen noch intensivieren (oder, wie in meinem Fall, alte, längst überwunden geglaubte destruktive Muster reaktivieren). Daher möchte ich dir an dieser Stelle ganz klar sagen: Es kein Mangel an Disziplin, wenn du dich nicht so ernährst, wie du es gerne hättest oder glaubst, es zu müssen. Es ist auch nicht deine Schuld, wenn du es nicht schaffst, die geplante oder auferlegte Ernährungsumstellung umzusetzen, und dadurch völlig überfordert bist. Es hilft dir auch nicht, wenn du dir Vorwürfe machst, dass du gerade eine Arschbombe in die Naschschublade oder die Bäckertheke gemacht hast, obwohl du dir doch geschworen hast, ab sofort »ganz brav« beim Essen zu sein.

Dieser scheinbare Widerspruch zwischen Wissen und Verhalten wundert mich keineswegs, er ist sogar zu erwarten. Es ist ganz natürlich, gegen von außen auferlegte Essensregeln zu rebellieren, wenn sie sich nicht mit den eigenen Bedürfnissen decken. In der Psychologie nennt man das Reaktanz. Der innere Widerstand gegen Einschränkungen der Handlungsfreiheit durch Verbote oder äußeren Druck fördert die Tendenz, erst recht das zu tun, was verboten oder unerwünscht ist. Das ist ein urmenschliches Verhalten, nur haben wir leider gelernt, uns dafür selbst fertigzumachen.

Mein Vorschlag: Lass uns doch lieber mal gemeinsam darauf schauen, warum du trotz all der Mühe, die du investierst, dein Essverhalten scheinbar nicht verändern kannst. Dass Ernährung wichtig ist und die Gesundheit positiv beeinflussen kann, will ich weder abstreiten noch habe ich ein Verlangen danach, meinen eigenen Berufsstand abzuschaffen. Die Ernährung ist aber nur *ein* Puzzleteil von vielen. Wenn du chronisch gestresst bist, zu wenig schläfst, Bewegung ablehnst und deinen Körper hasst, kann ich noch so viel Brokkoli oder Grünkohl auf dich draufschmeißen. Das wird dich dann aber auch nicht gesünder machen.

Ist Kontrolle beim Essen nötig?

Warst du überrascht, als du gelesen hast, dass Diäten nicht funktionieren? Ich vermute mal, dass das keine spektakuläre Neuigkeit für dich war. Wir alle wissen das. Trotzdem hält uns dies Wissen nicht davon ab, Diäten zu *machen*. Wir nennen sie bloß nicht mehr so. Heutzutage heißen Diäten »Lebensstil«, »gesunde Ernährungsumstellung«, »Plan« oder »Programm«. Aber Fakt ist: Jede Ernährungsweise, mit der wir vorsätzlich Gewicht verlieren wollen und die uns sagt, wann, was oder wie viel wir essen dürfen, ist eine Diät, auch wenn sie einen noch so coolen, hippen Trendnamen hat. Das ist ein Problem, denn wenn wir nicht wissen, womit wir es zu tun haben, sehen wir auch die Nachteile und potenzielle Nebenwirkungen nicht. Diäten sind aber weder harmlos noch folgenlos. Ich persönlich definiere eine Lebens- oder Ernährungsweise als Diät, wenn sie die drei folgenden Punkte erfüllt:

1. Das vorrangige Ziel ist es, Gewicht zu verlieren.
2. Es gibt bestimmte Essens- und Verhaltensregeln oder sogar Verbote in der Ernährung und Schuldgefühle, wenn diese nicht beachtet werden.
3. Die Lebens- oder Ernährungsweise geht mit einem gewissen Leidensdruck einher.

Das Kaloriendefizit ist der gemeinsame Nenner aller Diäten

Spannenderweise nutzen Diätprogramme genau diese drei Punkte für ihre Marketingstrategie, indem sie sie zuerst ansprechen und dann relativieren: Zunächst nennen sie Studien, die zeigen, dass sich mit Diäten zwar kurzfristig Gewicht verlieren lässt, aber nicht nachhaltig (es handelt sich um dieselben Studien, die auch ich zitiere). Anstatt aber zu dem Schluss zu kommen, dass Diäten *an sich* das Problem sind, locken sie mit dem folgenden Versprechen: Unser Programm ist anders, funktioniert wirklich und du musst »wirklich auf nichts verzichten«. Alles essen dürfen und trotzdem schlank sein? Das ist eine geniale Marketingaussage, die sofort eine emotionale Verbindung schafft und die durch die richtigen Bilder noch verstärkt wird: Da sehen wir furchtbar durchtrainierte Fitnessinfluencer:innen, die entweder gerade eine äußerst komplizierte körperliche Übung vorführen und dabei lächelnd versichern, dass es gar nicht nötig sei, sich mit hartem Training oder strikten Diätvorgaben zu quälen. Oder sie werden von »normalen« Menschen bei Alltagstätigkeiten angesprochen, ob sie denn viel Sport machen oder viel Zeit in ihre Ernährung investieren würden. Dann lächeln sie, winken ab und sagen so was wie »Früher habe ich auch alles falsch gemacht, aber jetzt weiß ich, wie es geht. Hier mein Programm, das dauert gerade mal 7 Minuten pro Tag« – und dann musst du nur noch auf den Kaufen-Button klicken. Was meist nicht offen kommuniziert wird: Viele dieser Fitnessinfluencer:innen haben besondere körperliche Voraussetzungen, nutzen ästhetische Eingriffe oder leistungssteigernde Substanzen, um ihre Ergebnisse zu steigern. Problematisch ist es, wenn diese Hintergründe verschleiert werden und potenziellen Kund:innen dadurch das falsche Bild vermittelt wird, dass solche Körper allein durch Training, Ernährung und Disziplin erreichbar seien.

Es kann sogar sein, dass der Fokus einiger Programme vordergründig tatsächlich auf Gesundheit und Wellness liegt, das Abnehmen gar nicht als »eigentliches Ziel« vermittelt wird und quasi »so nebenbei« passieren soll. Wenn wir ehrlich sind, dann steht aber doch die Gewichtsreduktion im Zentrum, selbst wenn der Zusammenhang nur auf einer unterbewussten Ebene zutage tritt. Denn die meisten Diät- und Fitnessinfluencer:innen wären nicht mal ansatzweise so erfolgreich, wenn sie nicht schlank, weiß, normschön, gesund und fit wären (was sie aber in der Regel sind). Die Message ist immer die gleiche: Esse und trainiere wie ich, dann siehst du auch so toll aus wie ich. Alles ganz einfach. Doch genau diese vermeintliche Einfachheit ist trügerisch. Denn Ernährung ist weitaus mehr als eine bloße Rechenaufgabe. Essen ist eine höchst emotionale Angelegenheit und das ständige Fokussieren auf Zahlen kann leicht in eine ungesunde Richtung führen.

Keine Frage, jede Diät funktioniert kurzfristig, wenn du weniger Energie aufnimmst, als du verbrauchst, auch die Schokolade-Wodka-Diät (das ist keine Empfehlung, das auszuprobieren, ich bitte dich!). Egal, ob du nun Kalorien, Punkte oder Makros zählst, bestimmte Lebensmittel weglässt, dich auf den Verarbeitungsgrad der Lebensmittel konzentrierst oder deine Essenszeiten einschränkst, es läuft immer auf dasselbe hinaus: Du musst in ein Kaloriendefizit kommen. Der gemeinsame Nenner aller Diäten ist eine negative Energiebilanz – und ja, auf einer höchst theoretischen Ebene ist das der Schlüssel zur Gewichtsabnahme. Genauso könnte ich sagen: Wenn du reich sein willst, dann musst du mehr verdienen, als du ausgibst. Natürlich ist da etwas Wahres dran, die praktische Umsetzung ist dann aber doch nicht ganz so einfach.

Gewichtsverlust ist nicht gleich Reduktion von Körperfett

Und doch, es klingt einfach so unfassbar logisch. Um 1 kg Körperfett zu verlieren, musst du etwa 7.000 kcal einsparen oder zusätzlich verbrennen.[42, 43] Mit dieser Zahl lässt sich theoretisch leicht berechnen, wie viele Kalorien es täglich weniger sein müssten, damit an Tag X das Zielgewicht erreicht ist. Ein simpler Dreisatz, wie ihn Kinder schon in der fünften Klasse lernen. Wer jeden Tag nur 500 kcal einspart, ist in einer Woche schon bei 3.500 kcal und – zack – in zwei Wochen ist das erste Kilo Fett verschwunden. Bei 1.000 kcal Kaloriendefizit pro Tag ist rein rechnerisch eine Gewichtsabnahme von 1 kg Körperfett pro Woche möglich usw.

Wer keine Lust hat, sich selbst zu bemühen oder sich auf die Suche nach einem/einer rechenwilligen Fünftklässler:in zu machen, gibt einfach in eine der unzähligen Diät-Apps den Stichtag ein, an dem die Abnahme geschafft sein soll, und diese berechnet das täglich einzuhaltende Kaloriendefizit ganz automatisch – Essensplan, Rezeptideen und Motivationstipps meist inklusive oder für wenig Geld on top. Du musst nur noch loslegen, und pünktlich zum 80. Geburtstag von Tante Trudi sollte der Reißverschluss des Lieblingskleids oder der schicken Anzugshose wieder zugehen.

Was die meisten Diäten zu Beginn ebenfalls gemeinsam haben, ist, dass die Pfunde nur so purzeln. Allerdings ist Gewichtsverlust nicht dasselbe wie die Reduktion von Körperfett. Es ist allgemein bekannt, dass zu Beginn der Diät auch viel Wasser ausgeschieden wird und sich der Darm entleert. Diäten bringen es in der Regel mit sich, dass allgemein mengenmäßig weniger gegessen werden darf – häufig auch weniger Salz und Kohlenhydrate, die im Körper Wasser binden. Allein der Darminhalt kann aufgrund von Nahrungsmenge, Trinkmenge, Ballaststoffmenge und der individuellen Verdauung um bis zu 2,5 kg variieren. Der Effekt ist besonders groß, wenn die Diät direkt im Anschluss an ein »letztes Abendmahl« startet. Kennst du das? Nur noch einmal den Geschmack von Pizza, Schokolade und Co. auf der Zunge haben, dann fühlst du dich umso besser für die nun kommende Durststrecke gewappnet? Zumindest habe ich mir so meine Abschiedsparty von Zucker, Kohlenhydraten, Fast Food oder von allem, was laut neuestem Diätplan ab kommendem Montag verboten sein würde, schöngeredet. Besser schnell am Wochenende noch alles aufessen, damit zu Hause gar keine Versuchungen mehr lauern. Schließlich sollen die Lebensmittel nicht verderben oder alt werden, richtig? In Wahrheit hatte ich dieses »geplante Gelage« längst bei meinen letzten Einkäufen einkalkuliert und absichtlich zu viel gekauft, damit ich jetzt meine Argumente ins Feld führen konnte. Wenn ich nur damals schon gewusst hätte, dass Lebensmittel die Macht über mich verlieren und ich keine Essanfälle mehr haben würde, sobald ich mir die uneingeschränkte Erlaubnis gebe, alle Lebensmittel zu jedem Zeitpunkt des Tages in jeder beliebigen Menge zu essen …

Rechnerisches Kaloriendefizit versus realer Energiemangel

Halten wir also fest: Nur weil die Waage weniger anzeigt, heißt das noch nicht, dass du an Körperfett verloren hast. Den meisten ist wahrscheinlich klar, dass ein Gewichtsverlust von 5 kg in 3 Tagen weder echt noch nachhaltig sein kann. Was aber weniger bekannt ist: Auch ein Gewichtsverlust von 0,5–1 kg pro Woche (meist als »gesunde Abnahme« angepriesen) ist nicht unbedingt ein realistisches oder gar anzustrebendes Ziel. Zumindest nicht, wenn du vermeiden willst, dass dein Körper in den Hungerstoffwechsel geht. Der Hungerstoffwechsel oder »Starvation Mode« wird oft als eine extreme Verlangsamung des Stoffwechsels dargestellt, die vermeintlich eintritt, wenn der Körper über längere Zeit zu wenig Kalorien bekommt. Die Annahme ist, dass er durch diese Verlangsamung Fett »spart«, sodass der Gewichtsverlust zum Stillstand kommt oder sich sogar »umkehrt«. Das ist Quatsch. Biochemisch betrachtet gibt es keinen »langsamen Stoffwechsel«. Und du wirst immer Gewicht verlieren (und zumindest ein Teil davon ist Fettmasse), wenn du dich in einem Kaloriendefizit befindest.

Was allenfalls den Eindruck erwecken kann, dass der Stoffwechsel »langsamer« geworden ist, ist Folgendes: In Studien geht eine Gewichtsreduktion von 10 Prozent mit einem verringerten Gesamtenergieumsatz von bis zu minus 20–25 Prozent einher.[44–46] Praktisch gesehen bedeutet das: Je nach Ausgangsgewicht benötigt eine Person *nach einer Gewichtsabnahme* im Durchschnitt 300–400 kcal *weniger* als eine Person mit gleicher Körperzusammensetzung und gleichem Aktivitätsniveau, die *niemals dick* war. Wenn daher jemand von einem »langsamen Stoffwechsel« spricht, dann ist damit vereinfacht die metabolische Anpassung an einen Energiemangel gemeint. Der Körper tut alles, um Energie zu sparen und zu konservieren und um uns zum Essen zu bringen: Der Grundumsatz sinkt, unsere Lust auf Bewegung schwindet, die Hunger- und Sättigungshormone geraten aus dem Gleichgewicht und der Stresslevel steigt. Hinzu kommen die psychischen Nebenwirkungen einer Nahrungsrestriktion und die daraus resultierenden Verhaltensänderungen, wie Reizbarkeit, Stimmungsschwankungen, das ständige Kreisen der Gedanken um Essen, eine verminderte Konzentrationsfähigkeit, Angst und Schuldgefühle, Kontrollverluste beim Essen bis hin zu Essanfällen oder sogar soziale Isolation, um die Diät nicht durch diverse »Verlockungen« zu gefährden. Diese negativen Begleiterscheinungen in Verbindung mit dem anspringenden Notfallprogramm des Körpers sind der wahre Grund, warum eine

Abnahme stagniert, das Gewicht wieder nach oben geht und die Diät langfristig scheitert.

Möchte jemand vorsätzlich Körperfett reduzieren, ist das Motto explizit: Je kleiner die einzelnen Schritte sind, umso weiter werden wir langfristig kommen. Wir müssen uns von der falschen Vorstellung lösen, dass der Körper einen Nahrungsmangel beliebig ausgleichen kann, nur weil »genügend« Fettreserven vorhanden sind. Theoretisch stimmt das zwar, praktisch funktioniert das aber nur innerhalb gewisser Grenzen. Selbst wenn jemand sehr viel Körperfett besitzt, ist der Körper nicht in der Lage, dieses unbegrenzt schnell abzubauen, um den Energiebedarf während der Diät weiterhin zu decken.[9, 47–49] Wie viel Energie pro Tag tatsächlich aus den Fettreserven mobilisiert werden kann, hängt von Faktoren wie Körperfettanteil, Stoffwechselrate, Trainingszustand, Aktivitätslevel, Alter, Geschlecht, Ernährung, Stresslevel und allgemeinem Gesundheitszustand ab – und lässt sich nur sehr schwer berechnen. Sobald das rechnerische Kaloriendefizit sich als realer Energiemangel auswirkt, geht der Körper in den Hungerstoffwechsel, und zwar mit allen negativen Begleiterscheinungen (siehe Seite 39).

Um die negativen Begleiterscheinungen des Kaloriendefizits, wie z. B. den Verlust von Muskelmasse, metabolische Anpassungen sowie unerwünschte Verhaltensänderungen so gering wie möglich zu halten, sollte daher erstens die Energiezufuhr immer über dem Grundumsatz liegen[50–52] und zweitens das Kaloriendefizit umso moderater ausfallen, je geringer das Körpergewicht und die Fettmasse sind. Aus diesem Grund wird der maximal anzustrebende Gewichtsverlust auch häufig in Prozent angegeben. Als nachhaltig für die meisten Menschen gilt ein Gewichtsverlust von maximal 0,5–1 Prozent des Körpergewichts pro Woche. Daraus abgeleitet wird ein kleines Kaloriendefizit von maximal 15–25 Prozent unter dem Gesamtenergieumsatz empfohlen. Damit liegt man immer noch über dem Grundumsatz! Den wichtigen Unterschied zwischen Grundumsatz und Gesamtenergieumsatz erkläre ich im Abschnitt »Der Energieumsatz eines Menschen lässt sich nur schwer berechnen« (siehe Seite 34). Diese Faustregel basiert nur auf Erfahrungen und ist in der wissenschaftlichen Literatur nicht als allgemeingültige Grenze belegt, sodass das Limit individuell gesehen bereits »zu viel« sein kann. Da die Einflussfaktoren sehr individuell und vielfältig sind, lässt sich keine generelle Empfehlung aussprechen, die auf alle Personen zutrifft.

Nur, damit wir uns nicht falsch verstehen: Diese Zahlen sind keine festgesetzten Werte, an denen du dich orientieren sollst, und ich empfehle auch ausdrücklich *nicht*, Kalorien zu zählen. Es geht mir nur darum, den abstrakten Prozess der Gewichtsreduktion anschaulicher und greifbarer zu machen. Übrigens, falls du dich je gefragt hast, wohin das Fett verschwindet, das abgebaut wird: Du atmest es als Kohlenstoffdioxid und Wasser aus. Aber nun zurück zum Thema.

Soll eine metabolische Anpassung weitestgehend vermieden werden, gelten etwa 150–300 kcal pro Tag für die meisten Menschen als ein sicheres Kaloriendefizit. Bei einer so minikleinen negativen Energiebilanz ist die Wahrscheinlichkeit groß, dass der Körper die fehlende Energie komplett aus der Verbrennung von Körperfett gewinnen kann und damit auch nicht in einen realen Energiemangel gerät (welche Probleme ein so winziges Kaloriendefizit aber auch dennoch mit sich bringt, erfährst du gleich). Wenn jemand einen sehr gut funktionierenden Fettstoffwechsel hat, lässt sich die Energie, die sich allein aus dem Fettgewebe mobilisieren lässt, wahrscheinlich auf etwa 500–600 kcal pro Tag hochsetzen, ohne dass der Körper in den Sparmodus wechselt.

Nun bedeutet ein »gut funktionierender Fettstoffwechsel« aber nicht, dass jemand *viel Körperfett* besitzt. Tatsächlich kann ein hoher Körperfettanteil eher darauf hindeuten, dass im Fettstoffwechsel nicht alles so optimal läuft. Als Fettstoffwechsel wird der Prozess bezeichnet, bei dem der Körper Fette (Lipide) zur Energiegewinnung abbaut, speichert oder transportiert (das schauen wir uns in allen Einzelheiten im Kapitel »Fettstoffwechselstörungen« ab Seite 142 an). Ein *schlecht funktionierender Fettstoffwechsel* bedeutet, dass der Körper u. a. Schwierigkeiten hat, Fette effizient zur Energiegewinnung zu nutzen oder zu verarbeiten. Das kann durch verschiedene Faktoren beeinflusst werden, z. B. durch ein hormonelles Ungleichgewicht, eine Mangelversorgung oder eine Insulinresistenz (siehe Seite 112).

Wenn ich von einem *sehr guten Fettstoffwechsel* spreche, dann rede ich von sehr trainierten Menschen, die ausreichend und gut schlafen, genug Energie mit ihrer Nahrung aufnehmen, abwechslungsreich und nährstoffreich essen, einen gut regulierten Blutzuckerspiegel haben (ohne Insulinachterbahn, da schwankende Insulinspiegel den Fettstoffwechsel hemmen können, siehe Seite 116), sich regelmäßig bewegen, gute Selbstfürsorge betreiben und keinem chronischen Stress ausgesetzt sind – sei es allgemein durch ihre Lebenssituation oder durch Beschämungen aufgrund ihres Körpergewichts, da Hormone, die bei Stress ausgeschüttet werden, ebenfalls den Fettstoffwechsel hemmen können. Diese optimalen Voraussetzungen haben nicht viele Menschen.

Kalorien rein versus Kalorien raus scheitert an der praktischen Umsetzung

Die Kalorienmenge, die realistisch pro Tag eingespart werden müsste, damit das Gehirn nicht in Panik verfällt und der Körper nicht in den Hungermodus geht, ist so winzig, dass es nicht Wochen, sondern eher Monate oder Jahre dauern würde, um das Zielgewicht zu erreichen (siehe folgende Seite).

Rechnerisches Kaloriendefizit versus realer Energiemangel – ein Beispiel

- Frau, 40 Jahre, 165 cm, 120 kg, allgemein gesunde Lebensführung, trainiert dreimal pro Woche Krafttraining, fährt gerne Fahrrad und ist auch im Alltag körperlich aktiv; sitzende berufliche Tätigkeit, 7–8 Stunden Schlaf pro Nacht, will 30 kg Körperfett verlieren
- Grundumsatz nach Harris-Benedict: ca. 1.900 kcal pro Tag
- Berechneter Gesamtenergieumsatz laut App der Techniker-Krankenkasse:[53] ca. 3.800 kcal pro Tag
- Um 1 kg Fett abzubauen, müssten rein rechnerisch 7.000 kcal mehr verbraucht als aufgenommen werden, das entspricht einer Einsparung von insgesamt 210.000 kcal, um 30 kg Fett abzubauen
- Errechnetes Kaloriendefizit:
  - Verzehr: 1.200 kcal pro Tag – Einsparung: 2.600 kcal pro Tag → rein rechnerisch 81 Tage nötig, um 30 kg Fett abzubauen
  - Verzehr: 2.000 kcal pro Tag – Einsparung: 1.800 kcal pro Tag → rein rechnerisch 117 Tage nötig, um 30 kg Fett abzubauen
- Annahme: Je nach genetischen Voraussetzungen und abhängig von Körpergewicht und Trainingszustand können wir pro Tag ca. 150–600 kcal aus dem Fettgewebe mobilisieren (auch wenn deutlich mehr Energie im Körperfettgewebe gespeichert ist). Ist das Kaloriendefizit größer, kommt es unter Umständen zu einer unerwünschten metabolischen Anpassung und einem überproportional hohen Verlust an Muskelmasse

- Folglich braucht der Körper lange, um 30 kg Fettmasse abzubauen, ohne in einen realen Energiemangel zu kommen. Bei einem Kaloriendefizit von:
  - 150 kcal (Minimum) → 1.400 Tage = 3,8 Jahre
  - 300 kcal (zu erwarten) → 700 Tage = 1,9 Jahre
  - 500 kcal (sehr gut trainierter Fettstoffwechsel) → 420 Tage = 1,2 Jahre
  - 600 kcal (Spitzensportler:in) → 350 Tage = ca. 1 Jahr

Pro Tag zwischen 1.200 und 2.000 kcal zu essen und dann in 12–16 Wochen rein theoretisch das Zielgewicht zu erreichen – damit könnte man sich schon irgendwie anfreunden, oder? Aber jahrelang akribisch jedes Fitzelchen abzuwiegen, um in einem so kleinen Kaloriendefizit zu bleiben, dass der Körper nicht das Gefühl hat, sich aktiv gegen die Reduktion von Körperfett wehren zu müssen? Da wird es schwierig mit der Motivation (darauf kommen wir gleich nochmals zurück). Zunächst schauen wir uns aber noch drei Herausforderungen an, die es neben dem massiven Motivationsproblem mit der praktischen Umsetzung eines so kleinen Kaloriendefizits gibt:

1. Der Energieumsatz eines Menschen lässt sich nur schwer berechnen

Der Gesamtenergieumsatz (Total Energy Expenditure, TEE) setzt sich zusammen aus:

- **Grundumsatz** (wird praktisch als Ruheumsatz gemessen),
- **nahrungsinduzierter Thermogenese**, das ist die Energie, die zur Verstoffwechslung von Nahrung benötigt wird, und dem
- **Nicht-Ruheenergieverbrauch**, der sich nochmals unterscheiden lässt in

- **Alltagsaktivität**, was nicht nur den Klassiker wie »die Treppe nehmen«, sondern auch Gestikulieren und Zappeln einschließt, und
- **bewusste körperliche Aktivität**, die Sport und Training umfasst.

Fitness-ABC

Ruheumsatz (≈ Grundumsatz)	Resting Metabolic Rate	RMR
Nahrungsinduzierte Thermogenese	Thermic Effect of Food	TEF
Nicht-Ruheenergieverbrauch	Non-Resting Energy Expenditure	NREE
Alltagsaktivität	Non-Exercise Activity Thermogenesis	NEAT
Bewusste körperliche Aktivität	Thermic Effect of Activity	TEA

Der Gesamtenergieumsatz schwankt dementsprechend stark, und zwar sowohl individuell als auch tagesabhängig. Bei Erwachsenen mit stabilem Gewicht macht der Grundumsatz ca. 60 Prozent, die nahrungsinduzierte Thermogenese ca. 10 Prozent und der Nicht-Ruheenergieverbrauch ca. 30 Prozent des Gesamtenergieumsatzes aus.[54] Dieses Verhältnis ist unter Alltagsbedingungen relativ konstant und der Körper hat Mittel und Wege, schnell zu reagieren, sobald sich die Bedingungen ändern. Reduzieren wir die Energiezufuhr zu sehr oder erhöhen wir das Training, was dem oft empfohlenen Konzept »weniger essen, mehr bewegen« entspricht, steuert der Körper langfristig dagegen, indem er den Grundumsatz senkt – aber auch kurzfristig, indem er direkt die Alltagsaktivität herunterschraubt.[55,56] Das passiert häufig so unterschwellig, dass es uns noch nicht einmal bewusst wird, wenn wir uns weniger im Alltag bewegen. Denn wir tendieren allgemein dazu, den Energieverbrauch bewusster körperlicher

Betätigung zu überschätzen und den Einfluss von Alltagsaktivität und unbewusster Bewegung wie Zappeln oder Gestikulieren auf den Energieverbrauch zu unterschätzen. Im ungünstigsten Fall fühlen wir uns noch auf der sicheren Seite, weil wir trainiert haben, nehmen nicht die Treppe, sondern fahren entspannt Aufzug und laufen nur halb so viele Schritte (siehe Kasten).

Rechenbeispiel: 3 × 45 Minuten Joggen pro Woche versus 8.000 Schritte pro Tag

Eine Person läuft 8.000 Schritte pro Tag. Bei einer Schrittlänge von ca. 0,8 m entspricht das etwa 6,4 km. Sie wiegt 90 kg, daher liegt der Energieverbrauch bei etwa 90 kcal/km und pro Tag damit bei 576 kcal. Rechnen wir das hoch auf die Woche, sind wir insgesamt bei 4.032 kcal. Dieselbe Person verbrennt beim leichten Joggen ca. 11 kcal pro Minute. Hochgerechnet auf eine 45-minütige Jogging-Einheit wären das 495 kcal. Joggt die Person dreimal pro Woche, läuft dafür aber nur noch 4.000 Schritte pro Tag, liegt sie nun bei 1.485 kcal (Joggen) plus 2.016 kcal (Schritte) gleich 3.501 kcal pro Woche.

Fazit: Sie verbraucht nun 500 kcal *weniger* Energie pro Woche durch Bewegung, *obwohl* sie trainiert hat. Einer der Hauptunterschiede liegt darin, dass du beim Gehen täglich aktiv bist, während das Joggen nur dreimal pro Woche stattfindet. Hinzu kommt noch, dass sich Spazierengehen leicht über den Tag verteilen lässt, ohne dass es einen Extraaufwand erfordert, während das Joggen als tendenziell schweißtreibendere Angelegenheit, die extra Sportklamotten erfordert und am Stück absolviert wird, gut in den Alltag eingeplant werden will.

2. Je nach Zusammensetzung der Nahrung verbrauchen wir mehr oder weniger Energie beim Verdauen

Der Körper bekommt nicht nur Energie über das Essen, sondern muss auch Energie aufwenden, um die Nahrung zu verdauen und zu verstoffwechseln. Die Umwandlung von Aminosäuren in verwertbare Energie und die Ausscheidung überschüssiger Stickstoffverbindungen (z. B. in Form von Harnstoff) ist besonders energieaufwendig. Daher ist der thermische Effekt von Proteinen am höchsten und liegt bei etwa 20–30 Prozent der aufgenommenen Kalorien.[57, 58] Das bedeutet: Wenn du 100 kcal aus Proteinen isst, werden etwa 20–30 kcal für deren Verarbeitung benötigt, was die tatsächliche Menge an netto verfügbaren Kalorien aus proteinreichen Lebensmitteln verringert. Der thermische Effekt von Kohlenhydraten liegt deutlich unter dem von Proteinen, und zwar bei etwa 5–10 Prozent der aufgenommenen Kalorien. Der thermische Effekt von Fetten ist am niedrigsten und beträgt etwa 0–5 Prozent der aufgenommenen Kalorien. Das bedeutet, dass am wenigsten Energie aufgewendet werden muss, um Fette zu verdauen.

3. Der Kaloriengehalt entspricht nicht zwangsläufig der Verwertung im Körper

Eine Kalorie ist nur mathematisch gesehen eine Kalorie. Um den Kaloriengehalt eines Lebensmittels zu bestimmen, verbrennt man eine genau abgewogene Probe davon in einem sogenannten Bombenkalorimeter und misst indirekt die Wärmemenge, die dabei frei wird. Das Ergebnis lässt sich jedoch nicht eins zu eins auf den Körper übertragen, da dieser nicht einfach alle Lebensmittel so restlos »verbrennen« kann wie das Bombenkalorimeter. Zudem beeinflussen verschiedene Umstände, wie ein Nahrungsüber- oder Unterangebot (siehe Seite 17), Stress, Erkrankungen oder auch die Darmbakterien, wie gut oder schlecht man

Nahrung verwertet. Auch die Lebensmittelstruktur, der Verarbeitungsgrad und die Zubereitung der Lebensmittel machen einen Unterschied. Kochen, Zerkleinern oder Erhitzen können die Verfügbarkeit von Nährstoffen erhöhen, indem sie die Nährstoffe aufbrechen und leichter zugänglich machen. In komplexen oder unverarbeiteten Lebensmitteln dagegen sind die Nährstoffe oft weniger zugänglich, was die Verdauung und damit die Nährstoff- und Kalorienaufnahme erschwert. Ein sehr anschauliches Beispiel ist Mais: Isst man ganze Körner, dann scheidet man sie, je nachdem, wie gut man kaut, mehr oder weniger ganz wieder aus. Der Körper verwertet folglich nur einen Teil der Energie in den Maiskörnern. Isst man dagegen Polenta, die aus Maismehl besteht, also ein verarbeitetes Produkt ist, kann man, wenn man in die Kloschüssel schaut, nicht mehr sehen, dass man Mais verzehrt hat.

Tatsächlich ist es gar nicht so leicht, den Energie- und Nährstoffbedarf zu decken, wenn man ausschließlich frische, unverarbeitete Lebensmittel zu sich nimmt, da diese oft gut gekaut werden müssen, was einiges an Arbeit bedeutet (abgesehen davon, dass auch die Zubereitung meist mehr Zeit in Anspruch nimmt). Fast Food oder Süßigkeiten sind häufig mit einem Happs im Mund, sodass diese einfacher überkonsumiert werden können. Ein Teller Nudeln mit Soße flutscht besser als eine große Schüssel gemischter Salat, oder?

Halten wir also fest: Kalorienangaben gaukeln eine Genauigkeit in Sachen Verwertung von Lebensmitteln vor, die tatsächlich gar nicht vorhanden ist. Wie viele Kalorien du einsparen müsstest, damit du Fettmasse reduzierst, ohne in den Hungermodus zu gehen, liegt im Bereich dieser Fehlerspanne.

Ich will nicht behaupten, dass es für manche Menschen nicht durchaus funktioniert, Kalorien zu zählen, sie damit glücklich sind und ihr Gewicht auf eine Weise beeinflussen, die positiv für sie ist. Genauso wie es Menschen gibt, die ganz klare Regeln in ihrer Ernährung haben, sie mit Freude oder zumindest ohne große Anstrengung erfüllen und sich wirklich gut damit fühlen. Ich möchte hier weder die Essens- noch die Diätpolizei spielen, vielmehr glaube ich an die Körperautonomie jedes einzelnen Menschen. Du darfst mit deinem Körper machen, was du willst und was dich glücklich macht, und wenn das eine Diät ist, bin ich die Letzte, die dir das absprechen würde. Da bei einer Diät aber sehr leicht sehr viel schiefgehen kann, erläutere ich im Folgenden einige wichtige Punkte, von denen ich mir wünsche, dass du sie in deine Überlegungen einbeziehst (im Idealfall bevor du startest). Falls du dich nach der Lektüre dieses Buches immer noch dazu entscheidest, vorsätzlich Gewicht zu verlieren, sollte das sehr (!) gut geplant werden und alle (!) möglichen negativen Effekte auf die körperliche und geistige Gesundheit *müssen* in die Kosten-Nutzen-Rechnung einbezogen werden.

Der Erhalt von Muskelmasse hat oberste Priorität

Fakt ist: Du wirst immer an Gewicht verlieren, wenn du in einem Kaloriendefizit bist. Die Frage ist nur, in welchem Tempo das passiert, wie groß die metabolische Anpassung deines Körpers ausfällt und ob dein Körper gezwungen ist, Raubbau an sich selbst zu betreiben. Es ist absolut keine gute Idee, einfach weniger zu essen und so in einem realen Energiemangel zu landen. Um den Energiemangel auszugleichen, vergreift sich der Körper im schlimmsten Fall an wertvollem Muskelprotein.[46, 59] Die Folge ist eine übermäßige Abnahme der fettfreien Masse, wodurch sich das Verhältnis von Muskel- zu Fettmasse ungünstig verschiebt.[12, 48] Das wollen wir unter allen Umständen vermeiden, da ein hoher Anteil an Muskelmasse (ohne gleich wieder in Extreme abzudriften) positiv mit Gesundheit und Langlebigkeit korreliert ist[60–62] (zum Unterschied von Kausalität und Korrelation siehe Seite 46).

Zu restriktive Diäten korrelieren aber nicht nur mit dem Verlust von Muskelmasse, sondern auch mit Heißhungerattacken, einem geschwächten Immunsystem, einem Verlust der Libido sowie einer Abnahme der Knochendichte und Knochenmasse, was das Risiko für Knochenbrüche erhöht.[13, 63–66] Besonders bei betagten Personen muss explizit darauf geachtet werden, dass sie ausreichend essen und nicht in einen realen Energiemangel gelangen, in dem übermäßig viel Muskel- und Knochenmasse abgebaut wird.[67] (Mal abgesehen davon, dass ich keiner Personengruppe Diäten empfehle, sollten ältere Menschen schon gleich gar keine Diätversuche unternehmen.) Ein Knochenbruch ist im Alter einer der größten negativen Einflussfaktoren auf Lebensqualität, Mobilität und Selbstbestimmung.

Der übermäßige Verlust von Knochen- und Muskelmasse kann zumindest abgebremst werden, wenn ein eher geringes Kaloriendefizit gewählt wird, die Diät von regelmäßigem Krafttraining begleitet und auf eine ausreichende Proteinzufuhr geachtet wird.[68–71] Letztere ist übrigens sehr individuell, deshalb nenne ich an dieser Stelle keine Zahlen, sondern empfehle eine individuelle Ernährungsberatung bei einer zertifizierten Fachkraft. Proteinquellen sind (ohne bestimmte Reihenfolge) Eier, Fleisch (besonders Geflügel), Fisch, Hülsenfrüchte, Nüsse, Nussbutter, fermentierte Sojaprodukte (z. B. Tofu), Milchprodukte (besonders Käse und Quark), Haferflocken und Pseudogetreide (z. B. Quinoa, Hirse, Amaranth).

Je langsamer die Abnahme vonstattengeht, desto wahrscheinlicher bist du im sicheren Bereich, dass das Kaloriendefizit durch aus dem Fettgewebe mobilisierte Energie ausgeglichen werden kann (siehe Seite 30). Geht die Abnahme zu schnell – was bereits bei 1 kg Gewichtsverlust pro Woche der Fall sein kann –, solltest du unbedingt eine Diätpause einlegen, in der die Energiezufuhr dem aktuellen Gesamtenergieumsatz entspricht oder leicht darüber liegt (im Bodybuilding spricht man hier von Erhaltung). Hinweise für eine zu schnelle Abnahme sind beispielsweise Heißhungerattacken, fehlende Energie, Leistungseinbrüche im Training oder wenn du leichter frierst als sonst.

Ich kann absolut nachvollziehen, dass es bei einem so geringen Tempo schwierig ist, die Motivation aufrechtzuerhalten. In der Realität setzen die meisten dann doch leider auf eine Hauruck-Lösung, die schnelle Ergebnisse zeitigen soll. Aber wahrscheinlich hättest du nicht zu diesem Buch gegriffen, wenn die »gängigen« Methoden für dich funktioniert hätten – und damit bist du definitiv nicht allein. Was also tun?

Ist Intuition der Schlüssel zu Gesundheit und Glück?

Wir Menschen sind von Natur aus lustgesteuerte Wesen und machen, ganz vereinfacht gesagt, Dinge aus genau drei Gründen: erstens, weil sie akut notwendig sind, um zu überleben. Zweitens, weil sie Spaß machen, uns befriedigen oder wir uns eine Belohnung davon erhoffen. Oder drittens, um Bestrafungen oder Konflikte zu vermeiden und unangenehme Gefühle zu reduzieren. Wir gleichen unser Verhalten oft an das an, was die Gesellschaft von uns erwartet. Diese Anpassung wird durch den Wunsch nach Anerkennung, Zugehörigkeit und Akzeptanz in sozialen Gruppen gesteuert. Sich langfristige Vernunftziele zu setzen, mag sinnvoll sein und sie können uns dazu bringen, eine Veränderung einzuleiten. Vernunftziele sind diese Dinge, von denen wir gerne sagen: »Eigentlich müsste ich mal wieder …«, »Es wäre sinnvoll, … zu tun« oder »Ich weiß ja, dass es mir besser gehen würde, wenn …«. Ein Beispiel wäre, fit und beweglich im Alter zu sein. Das ist total vernünftig, aber das Ergebnis liegt in der (mehr oder weniger) fernen Zukunft, ist schwammig formuliert und nicht greifbar. Ein Vernunftziel motiviert uns nicht langfristig, denn so funktioniert unser Gehirn einfach nicht. Alles, was morgen, nächste Woche, nächsten Monat oder nächstes Jahr wichtig sein könnte, interessiert uns in diesem Moment nicht die Bohne. Für unser Gehirn ist nur relevant, dass wir in den nächsten drei Minuten nicht sterben und bestenfalls auch heute Abend noch munter mit den Zehen wackeln.

Wenn ich dir jetzt (theoretisch, nicht praktisch!) zur Gewichtsabnahme raten und empfehlen würde, ein sanftes Kaloriendefizit von 100–200 kcal pro Tag oder besser 700–1.400 kcal pro Woche anzustreben, und wenn ich dir sage, dass du je nach Ausgangsgewicht dein Ziel dann in etwa 1–5 Jahren erreicht hast, würdest du dich voller Elan und hoch motiviert in das Projekt stürzen? Ich vermute nicht, denn die schnellen Erfolgserlebnisse, die dir dabei helfen würden, bei der Stange zu bleiben, fehlen. Tatsächlich wird die ersten Wochen und Monate wahrscheinlich nicht viel passieren, weil das Körpergewicht tagesweise um 2–3 kg schwanken kann und eine Fettverbrennung von 100–200 g pro Woche überhaupt nicht auffiele (siehe Seite 30). Die Versuchung ist groß, das Defizit vor lauter Ungeduld dann doch höher anzusetzen. Das aber würde schnell dazu führen, dass sich der Körper in Gefahr glaubt und den Stoffwechsel an das zu geringe Nahrungsangebot anpasst.

Der Grund, warum die meisten Diäten scheitern, ist in meinen Augen die Kombination aus Psychologie (da Menschen allgemein mit Verzicht nicht besonders gut klarkommen), metabolischer Adaptation (da sich der Stoffwechsel an den Nahrungsmangel anpasst) und zu hoch gesteckte Ziele (da Diäten in der Erwartung, auf diese Weise schnelle und drastische Veränderungen erzielen zu können, häufig mit zu viel Druck und Perfektionismus angegangen werden). Wir wollen zu schnell zu viel und überlasten damit Körper, Geist und Seele.

Was ist nun sinnvoller? Nach Möglichkeiten zu suchen, sich für ein Vernunftziel zu motivieren, oder den Fokus auf etwas ganz anderes zu legen, mit dem du dem Vernunftziel indirekt näherkommst? Ich kann dir nicht sagen, was das Passende für dich ist – das weißt nur du. Die gute Nachricht ist aber, dass du getrost aufhören kannst, deine Ernährung zu tracken. Es ist gar nicht wichtig zu wissen, wie viele Kalorien ein Lebensmittel hat und welche Makro- und Mikronährstoffe genau darin stecken. Essen hat viele Jahrtausende ohne diese Informationen funktioniert. Genauso wenig, wie du wissen musst, wie viel Sauerstoffgehalt die Luft hat und wie schnell oder wie viel du atmen musst, um den eigenen Sauerstoffbedarf zu decken. Dein Körper macht das ganz von allein – wenn du ihn nur lässt.

Wie es sich wohl anfühlen würde, wenn du die ganze Anstrengung mit dem Kalorienzählen, den Essensregeln und der Körperabwertung hinter dir lassen könntest? Als ich an diesem Punkt war, fand ich die Vorstellung gleichzeitig verlockend und beängstigend. Ich hatte große Bedenken, die Kontrolle abzugeben und meinem Körper zu vertrauen. Ich kann gut verstehen, wenn es dir auch so geht, besonders wenn noch eine (chronische) Erkrankung mit im Spiel ist. Um hier eine für dich passende Entscheidung auf der Basis solider Informationen treffen zu können, schauen wir uns im nächsten Kapitel an, wie gut sich das Körpergewicht als Indikator für Gesundheit und Krankheit wirklich eignet und welche Faktoren allgemein unsere Gesundheit bestimmen.

Was gesundheitlich ins Gewicht fällt

Es kann sein, dass eine Gewichtsabnahme den Stoffwechsel verbessert und auch Krankheitssymptome lindert, das will ich gar nicht bestreiten. Es gibt aber Fragen, die nicht leicht zu beantworten sind: Ist wirklich allein das Gewicht für die Verbesserung des Stoffwechsels verantwortlich? Oder sind es all die Faktoren, Maßnahmen, Verhaltensweisen und Umwelteinflüsse, die parallel zur Gewichtsabnahme passierten?

Kann ein höheres Körpergewicht auch Vorteile haben?

Es ist noch nicht einmal sicher, ob schlanke Menschen wirklich am gesündesten sind und am längsten leben. Zwei Artikel aus hochkarätigen Fachjournalen kamen zu unterschiedlichen Ergebnissen, obwohl ihre Grundlage derselbe Datensatz war.[72, 73] Die 2013 in *JAMA* veröffentlichte Analyse kam zu dem Schluss, dass Personen mit einem BMI von 25–30 kg/m^2 statistisch gesehen am längsten leben.[72] Das ist der BMI-Bereich, der als »übergewichtig« definiert wird. Dieses Ergebnis wurde von der Wissenschaftscommunity direkt angezweifelt. Der Kritikpunkt war, dass die Statistik durch Raucher:innen, die im Durchschnitt schlanker sind, und dünnere Kranke, die beispielsweise aufgrund einer Krebserkrankung an einem geringeren Körpergewicht verstarben, verzerrt sei. Das hätte die niedrigere Mortalitätsrate künstlich in einen höheren Gewichtsbereich getrieben.

Die Forschenden, die diese Kritik äußerten, werteten die Daten erneut aus und veröffentlichten sie 2016 in *The Lancet.*[73] Ihre Studie berücksichtigte diese Faktoren, indem sie alle Teilnehmenden von vornherein ausschloss, die chronisch krank waren, die jemals in ihrem Leben geraucht hatten oder die in den ersten fünf Jahren der Datenerhebung gestorben waren. Das reduzierte den Datensatz um zwei Drittel, da durch diese Maßnahme von den ursprünglich elf Millionen Teilnehmenden noch vier Millionen übrig blieben. Die Studie zeigte dann tatsächlich, dass die wenigsten Sterbefälle bei Personen mit einem BMI von 20 bis 25 kg/m^2 auftraten, in einem per Definition »normalgewichtigen« Bereich. Doch auch wenn dieses Vorgehen analytisch korrekt war und transparent dargelegt wurde, wirft es die Frage auf, wie repräsentativ die Studie noch war: Denn nachdem alle Störgrößen beseitigt waren, repräsentierte der Datensatz keinen realistischen Bevölkerungsdurchschnitt mehr.

Übrigens: Menschen mit einem BMI von 18,5–20 kg/m^2 (also dem Bereich, in dem unser heutiges Schönheitsideal angesiedelt ist) sterben statistisch gesehen ebenfalls früher.[74] Auch eine weitere Studie von 2014 gab Hinweise darauf, dass die Lebenserwartung in einem BMI-Bereich von 17–19 kg/m^2 geringer war als im Bereich von 35–38 kg/m^2 (ein höherer BMI-Bereich > 38 kg/m^2 wurde in der Studie nicht betrachtet, daher kann kein Vergleich gezogen werden).[75] Es gibt auf diese Frage offensichtlich keine einfache Antwort, da zu viele Einflussgrößen hineinspielen. Eine mögliche Interpretation ist, dass gesunde Menschen statistisch gesehen am längsten leben, wenn sie schlank sind. Haben sie eine Erkrankung, scheint etwas mehr Gewicht aber Vorteile zu bieten.

Dieses Phänomen wird als »Adipositas-Paradoxon« bezeichnet und beschreibt, dass bei vielen Krankheiten ein hohes Körpergewicht mit einem längeren Überleben assoziiert ist.[62, 76, 77] Mehrgewichtige Personen mit Diabetes Typ 2, Bluthochdruck,

Herz-Kreislauf-Erkrankungen und chronischen Nierenerkrankungen haben statistisch gesehen eine längere Lebensdauer als schlanke Menschen mit denselben Erkrankungen. Und doch ist die Denkweise, dass Dicksein tatsächlich Vorteile haben könnte, so unvorstellbar für die wissenschaftliche und medizinische Community, dass ein solches Phänomen, das dem eigenen Weltbild widerspricht, als Paradoxon bezeichnet wird, als scheinbar unsinnige, falsche Behauptung oder Aussage, die aber bei genauerer Analyse auf eine höhere Wahrheit hinweist. Oft ist die einfachste Erklärung die naheliegendste und vielleicht ist in diesem Fall »die höhere Wahrheit« einfach die, dass die Gesundheit einer Person nicht am Körpergewicht abgelesen werden kann. Doch die Diätkultur hat ihr Bild bereits in den Köpfen verankert. Sie verfestigt weiterhin die Annahme, dass Gewicht zu verlieren in jedem Fall gesünder machen würde.

Die unsaubere Unterscheidung zwischen Korrelation und Kausalität

Es stimmt: Ein hohes Körpergewicht erhöht das Risiko für eine ganze Reihe an Erkrankungen.[78, 79] Bedeutet das aber automatisch, dass das Körpergewicht die *Ursache* der Erkrankungen ist? Schauen wir uns das mal genauer an. Kausalität beschreibt die Beziehung zwischen Ursache und Wirkung. Beispiel: Weil es regnet (Ursache/Aktion), sind die Straßen nass (Wirkung/Reaktion). Solche kausalen Beziehung werden in sogenannten Interventionsstudien untersucht. Vereinfacht gesagt, werden die Teilnehmenden dabei in zwei Gruppen eingeteilt: Die eine Gruppe bekommt eine Behandlung (Intervention), z. B. in Form eines Medikaments oder einer Operation, während die andere Gruppe das nicht bekommt (Kontrollgruppe). Wird in der Behandlungsgruppe eine stärkere Wirkung der Intervention gemessen als in der Kontrollgruppe, lässt sich dies auf die Behandlung zurückführen.

Wenn man zuerst allein die Wirkung betrachtet, lässt sich daraus aber nicht unbedingt auf die Ursache schließen. Denn nur, weil die Straße nass ist, muss es nicht unbedingt geregnet haben – es könnte auch einen anderen einfachen Grund geben. Bei medizinischen Fragestellungen sind die Zusammenhänge meist komplexer, da es häufig nicht *den einen* Grund gibt, sondern viele Faktoren zusammenkommen. Bei vielen Krankheiten gibt es Eigenschaften, Verhaltensweisen oder Umwelteinflüsse, von denen wir wissen, dass sie das Erkrankungsrisiko erhöhen. Man spricht dann von Risikofaktoren. Ein Beispiel: Rauchen ist ein Risikofaktor für Lungenkrebs. Eine Interventionsstudie könnte nun theoretisch zeigen, ob Rauchen auch wirklich die Ursache für Lungenkrebs ist. Allerdings ist es ethisch nicht vertretbar, Menschen aktiv einer potenziell schädlichen Behandlung auszusetzen, in diesem Fall Zigarettenrauch, um den Effekt auf die Entstehung von Krebs zu untersuchen. Hier behilft man sich mit sogenannten Beobachtungsstudien, auch epidemiologische Studien genannt. Bei Beobachtungsstudien wird eine Gruppe von Personen über einen bestimmten Zeitraum beobachtet, ohne dass die Forschenden in deren Leben eingreifen, die Bedingungen steuern oder kontrollieren. Gleichzeitig werden Daten erhoben wie Blutwerte, das Körpergewicht oder bestimmte Verhaltensweisen oder Behandlungen der Teilnehmenden.

Du kannst dir die Datenerhebung bei Beobachtungsstudien so ähnlich vorstellen wie das Muschelsammeln am Strand im Urlaub. Du nimmst erst einmal alles mit, was interessant erscheint. Beim Packen für den Rückflug merkst du dann aber, dass du kiloweise Muscheln gesammelt hast und du sie unmöglich alle mit nach Hause nehmen kannst. Also fängst du an, die Muscheln zu sortieren, um dir einen Überblick über deine Ausbeute zu verschaffen. Du legst die Herzmuscheln auf einen Haufen, die Miesmuscheln auf einen anderen, die Scheidenmuscheln auf den nächsten usw. Genauso gut kannst du die Muscheln aber auch nach Farben sortieren, nach Größe oder nach Unversehrtheit. Egal, für welche Methode du dich entscheidest, man könnte auch sagen, du bildest Untergruppen, um dir ein besseres Bild zu machen. Genauso machen das die Forschenden in Beobachtungsstudien auch. Sie teilen die Personen anhand verschiedener Merkmale in verschiedene Untergruppen ein, beispielsweise in Raucher:innen und Nichtraucher:innen oder in verschiedene Gewichtsbereiche. Diese Untergruppen werden anschließend z. B. im Hinblick auf ihren Gesundheitszustand verglichen oder es werden potenzielle Risikofaktoren anhand von Gemeinsamkeiten oder Unterschieden zwischen den Gruppen identifiziert. Dabei finden die Forschenden durch Zufall bestimmte Zusammenhänge, sogenannte Korrelationen, z. B., dass Menschen, die Lungenkrebs bekommen, häufiger gelbe Zähne haben. Ob diese Korrelationen aber auch ursächlich miteinander verbunden sind (Kausalität), ist damit noch lange nicht gesagt. Zu entscheiden, welcher der Faktoren nun den größten Einfluss auf was hat und inwieweit sich die Faktoren gegenseitig beeinflussen und bedingen, ist schwierig. Die Studien, die zum Zusammenhang zwischen Gesundheit und Gewicht gemacht werden, sind ebenfalls Beobachtungsstudien und vom Studiendesign her gar nicht in der Lage, Ursache-Wirkungs-Beziehungen anzuzeigen.

Beobachtungsstudien zeigen nur Zusammenhänge

Beobachtungsstudien sind außerdem sehr fehleranfällig in der Datenerhebung. Ernährungs- und Verhaltensweisen werden häufig über Fragebogen erfasst und wer schon mal ein Ernährungstagebuch geführt hat, weiß, wie schnell man (ohne böse Absicht!) irgendetwas vergisst einzutragen. Manchmal werden auch so abstrakte Fragen gestellt wie: Wie viele Portionen Gemüse essen Sie pro Woche? Ich weiß nicht, wie es dir geht, aber ich tue mich wirklich schwer mit dieser Frage. Es ist auch ein gut bekanntes Phänomen, dass, wenn Menschen aufschreiben müssen, was sie essen, sie sich mehr Mühe geben oder zeitweise auf die Sachen verzichten, die sie nicht so gerne ins Protokoll reinschreiben wollen (ich glaube, das ist nur menschlich). Was ich mit alldem sagen will: Beobachtungsstudien haben im Vergleich zu (gut gemachten) Interventionsstudien eine geringere Aussagekraft. Auch wenn es in der beobachteten Raucher:innengruppe mehr Lungenkrebsfälle gibt, stellt sich die Frage, ob der Unterschied tatsächlich auf das untersuchte Merkmal (Rauchen bzw. Nichtrauchen) zurückzuführen ist, oder ob andere Einflüsse, die nicht erfasst wurden, der Grund sind.

Gehen wir nun nochmals zurück zu den gelben Zähnen. Mal angenommen, ich würde davon ausgehen, dass die gelben Zähne Lungenkrebs verursachen. Dann würde ich meinen kompletten Fokus darauf legen, die Zähne weißer zu bekommen, weil ich hoffe, dass sich dadurch das Risiko für Lungenkrebs verringert. Ich buche also eine professionelle Zahnreinigung oder lasse eine Bleaching-Behandlung durchführen. Beides wird die Zähne weißer machen. Da ich damit aber nur das Symptom beseitige und nicht die Ursache angehe, werde ich nun erst einmal am Risiko an sich nichts ändern, solange ich weiter rauche.

Ein grundsätzliches Problem von Beobachtungsstudien ist, dass die Forschenden im Vorfeld gar nicht wissen, welche Faktoren einen Einfluss haben und für die Ergebnisse wichtig sind – oder, übertragen gesprochen, welche Muscheln sie aufheben müssen. Vielleicht lassen sie die unscheinbaren kleinen braunen Dinger am Strand liegen, ohne zu ahnen, dass sie ein wichtiger

Einflussfaktor sind. Oder sie heben ganz viele von den großen, gedrehten Muscheln auf, weil sie denken, dass sie wichtig sind. Dabei sind sie eine Störgröße in der Analyse und wir verzerren unbeabsichtigt die Ergebnisse, indem wir uns nur auf sie konzentrieren.

Wenn ich mir die Beobachtungsstudien zum Zusammenhang von Gesundheit und Gewicht oder Ernährung und Gesundheit oder Ernährung und Gewicht anschaue, habe ich oft das Gefühl, dass nur die wenigsten diese kleinen unscheinbaren braunen Muscheln beachten. Diese Muscheln können für Faktoren wie finanzielle Unsicherheit, ein niedriges Einkommen, sozioökonomischer Status, Trauma, Stress, Schlafverhalten, kardiorespiratorische Fitness, Beschämungen, Diskriminierung, bestimmte Krankheiten oder Medikamente, eine chronische Diätvergangenheit, Weight Cycling, Genetik oder Essstörungen stehen – Dinge, die wir nicht unbedingt in der Hand haben oder beeinflussen können. Stattdessen starren wir die ganze Zeit nur fasziniert auf die gedrehten Muscheln, die in dem Beispiel das Körpergewicht repräsentieren.

In unserer Gesellschaft ist aber niemand einfach nur dick. Der schlanke Körper wird als der »bessere«, »schönere«, »gesündere«, »leistungsfähigere«, »disziplinierte« angesehen. Deshalb kommt ein hohes Körpergewicht mit vielen negativen Begleiterscheinungen, die weniger mit dem Körpergewicht selbst, sondern vielmehr mit gesellschaftlichen Zuschreibungen, Vorurteilen, Diskriminierung und Stigmatisierung zu tun haben. Um nur mal ein paar wenige Beispiele zu nennen: Menschen mit höherem Körpergewicht erleben häufig Vorurteile bei der Jobsuche oder haben geringere Karrierechancen, da sie oft als weniger diszipliniert, ungesund oder »faul« wahrgenommen werden. Von subtilen Kommentaren bis hin zu offenem Mobbing – ein höheres Gewicht wird häufig zum Anlass für soziale Ausgrenzung genommen und die ständige Konfrontation mit unrealistischen Schönheitsidealen kann das Selbstbewusstsein beeinträchtigen. Viele Menschen mit höherem Körpergewicht meiden aus Angst vor Beschämung Arztbesuche, Fitnessstudios oder soziale Aktivitäten, was indirekt zu gesundheitlichen Problemen führen kann.

Es ist unfassbar schwierig, all diese Faktoren in Studien und Analysen zu berücksichtigen. Wenn wir aber den Hauptfokus von den gedrehten Muscheln (dem Körpergewicht) abwenden und die kleinen braunen Muscheln (die Cofaktoren) ebenfalls beachten, dann wird das erhöhte Krankheitsrisiko bei Mehrgewicht signifikant reduziert oder verschwindet sogar ganz.[80–83] Studien zeigen, dass dicke Menschen nicht gesünder oder kränker sind als schlanke, sobald wir Faktoren wie Genetik, Umwelt und Verhaltensweisen in die Analyse mit einbeziehen.[84–86] Es kann aber sein, dass ein hohes Körpergewicht bestimmte Krankheiten noch verschärfen kann. Darauf werden wir in den Kapiteln zu Insulinresistenz, Bluthochdruck und Fettstoffwechsel näher eingehen (siehe ab den Seiten 112, 135, 142). Aber selbst wenn ein hohes Körpergewicht zu 100 Prozent diese Erkrankungen verursachen würde, wäre das keine Rechtfertigung dafür, Menschen mit allen Mitteln schlank machen zu »müssen«.

Kosten dicke Menschen das Gesundheitssystem (zu) viel Geld?

Dicke Menschen werden allzu leicht beschuldigt, Steuergelder zu verschwenden, aber kaum jemand spricht über die Kosten, die dadurch verursacht werden, dass mehrgewichtigen Menschen generell ein Gewichtsverlust nahegelegt wird. Wir können nicht auf der einen Seite dicken Menschen Diäten verschreiben und auf der anderen Seite betroffen sein, dass die Inzidenz von Essstörungen zunimmt.[87] Denn das sind zwei Seiten derselben Medaille. Diätversuche, Essstörungen, Weight Cycling, ein negatives Körperbild und Gewichtsstigmatisierung sind mit allen möglichen psychischen Erkrankungen assoziiert, aber auch mit körperlichen Symptomen.[88–90] Wie wir schon wissen, sind Diäten in Verbindung mit einem negativen Körperbild der größte Risikofaktor für Essstörungen. Anorexia nervosa (Magersucht) ist bei Frauen zwischen 15 und 24 Jahren die häufigste Todesursache.[91–93] Nicht jede Diät wird zur Essstörung, aber so gut wie jede Essstörung hat einmal mit einer Diät angefangen. Warum ist das kein »Aufreger«? Warum rückt nicht mal zur Abwechslung das in den Fokus, anstatt jede Diskussion mit »Aber Dicksein ist ungesund« zu unterbinden?

Häufig wird an dieser Stelle auch der Vergleich zum Rauchen oder zu Extremsportarten gezogen. Diesen finde ich persönlich nicht besonders gelungen. Ja, es stimmt, dass Raucher:innen, Extrem- oder Profisportler:innen nicht vorgeworfen wird, das Gesundheitssystem zu belasten, obwohl es offensichtlich nicht gesund für den Körper ist, was sie tun, und obwohl die Wahrscheinlichkeit hoch ist, dass Medikamente oder Behandlungen nötig sind, um Folgeschäden zu behandeln. Der Begriff »tun« ist hier der Knackpunkt: Gewicht ist kein Verhalten und keine bewusste Entscheidung. Sich eine Zigarette anzuzünden oder den eigenen Körper extremen Belastungen im Sport auszusetzen, dagegen schon. Deshalb hinkt in meinen Augen der Vergleich und fördert eher noch eine Gewichtsstigmatisierung, auch wenn er häufig gut gemeint ist.

Allgemein ist die Annahme, dass ein hohes Körpergewicht ein individuelles »Versagen« ist, nicht hilfreich: Sie lenkt von der Diskussion ab, dass mehrgewichtige Menschen eine schlechtere Gesundheitsversorgung erhalten und dass das kein Einzelfall, sondern ein strukturelles Problem ist (dazu gleich mehr). Auch diese Diskussion sollte dringend geführt werden. Wenn

Gesundheitsdienstleister:innen suggerieren, dass eine Abnahme auf jeden Fall die Gesundheit verbessern würde, verstärken sie damit nur noch die Scham, die viele Menschen erleben, weil es ihnen trotz aller Bemühungen nicht gelingt, ihr Gewicht dauerhaft zu reduzieren. Allein das löst chronischen Stress aus, der sich zwangsläufig negativ auf die Gesundheit auswirkt.

Wir können nicht abschließend sagen, ob und wie ein hohes Körpergewicht die Gesellschaft belastet. Zu viele Faktoren spielen hinein, um hier sauber trennen zu können. Was aber sicher ist: Der Glaube, ein hohes Körpergewicht um jeden Preis »bekämpfen« zu müssen, führt automatisch zu erhöhten Kosten, ganz unabhängig davon, ob das Gewicht an sich ein Problem darstellt oder nicht. Das ist wie eine selbsterfüllende Prophezeiung, die kaum Ressourcen dafür übrig lässt, sich mit der Notwendigkeit einer echten Krankheitsprävention auseinanderzusetzen.

Gewichtszentrierte versus gewichtsneutrale Gesundheitsversorgung

In unserer Gesundheitsversorgung herrscht momentan ein gewichtszentrierter (gewichtsnormierter) Ansatz, der sich auch darin widerspiegelt, wie die Gesellschaft insgesamt auf die Themen Gesundheit und Gewicht blickt. Der Schwerpunkt bei der Definition von Gesundheit von Wohlbefinden liegt auf dem Gewicht und einem Gewichtsverlust. Das kann sich darin äußern, dass …

- eine mehrgewichtige Person gar nicht gefragt wird, ob sie abnehmen will, sondern einfach angenommen wird, dass das ihr Ziel sei,
- eine Gewichtsabnahme grundsätzlich als positives und zu förderndes Ziel angesehen wird oder

- der Glaube besteht, dass eine Person am Ende bestenfalls schlank dabei rauskommt, wenn »richtig« behandelt oder therapiert wird.

Es kann durchaus sein, dass die Gewichtsstigmatisierung thematisiert und (richtigerweise) als schädlich wahrgenommen wird.[94, 95] In einer gewichtszentrierten Gesundheitsversorgung wird aber nichts oder nur wenig aktiv dagegen unternommen.[96–98] Stattdessen wird bewusst oder unbewusst vermittelt, dass das ständige Streben nach einem Gewichtsverlust durch Diäten, Medikamente oder Operationen der einzige Weg sei, um zu einem gesunden und glücklichen Leben zu gelangen.[99, 100] Das Problem dabei: Liegt der Fokus auf einer (kurzfristigen) Gewichtsabnahme, dann ist die Wahrscheinlichkeit hoch, dass Menschen gesunde Verhaltensweisen, die sie möglicherweise ebenfalls im Rahmen der Diät in ihr Leben geholt haben, aufgeben, sobald das Gewicht wieder ansteigt. Die Wahrnehmung ist nachvollziehbarerweise, dass die Maßnahmen, wie beispielsweise mehr Bewegung, mehr Gemüse oder weniger Alkohol, nichts gebracht haben – warum sich also weiterhin anstrengen?

Genau hier setzt die gewichtsinklusive oder gewichtsneutrale Gesundheitsversorgung an, die den Schwerpunkt darauf legt, Gesundheit und Wohlbefinden nicht am Gewicht festzumachen, sondern unter Einschluss von externen Einflüssen und Rahmenbedingungen zu betrachten.[95, 101, 102] Auch wenn sich das Gewicht während der Behandlung verändern kann (und darf!), strebt sie keine vorsätzliche Gewichtsabnahme als primäres Ziel der präventiven oder therapeutischen Maßnahmen an. Was im ersten Moment befremdlich oder sogar kontraproduktiv erscheint, erweitert den Handlungsspielraum in der Behandlung massiv. Wenn Abnehmen nicht mehr das erklärte Ziel ist, kann nun der Fokus auf eine positive, nachhaltige Verhaltensänderung gelegt werden, indem wir uns mit Bedürfnissen, Emotionen, Stressbewältigung, Nervensystemregulierung, Schlaf, freudvoller Bewegung und ausgewogener Ernährung befassen.

Zudem bemüht sich ein gewichtsinklusiver Ansatz auch um die Verbesserung des Zugangs zur Gesundheitsversorgung. Auch wenn mehrgewichtige Menschen dieselbe evidenzbasierte Gesundheitsversorgung erhalten sollten wie schlanke Personen, sieht die Realität leider anders aus. Studien zeigen, dass mehrgewichtige Menschen seltener Vorsorgetermine wahrnehmen, bei Symptomen länger bis zum Arztbesuch warten, kürzer und weniger gründlich untersucht werden und später mit mehr Medikamenten behandelt werden als schlanke Personen mit denselben Beschwerden.[103–106] In Umfragen und Erhebungen bewerten Ärzt:innen Menschen mit Mehrgewicht häufiger als unhygienisch, unehrlich und nicht veränderungsbereit (non-compliant).[107–109] Die Folgen sind häufigere Fehldiagnosen, vermehrter Ärzt:innen-Wechsel, die Vermeidung und Aufschiebung von Arztbesuchen aus Angst vor Stigmatisierung und als Endresultat eine schlechtere medizinische Versorgung.[110, 111]

Warum es so schwer ist, mit den Diäten aufzuhören

Wir dürfen anfangen, Gesundheit, Wohlbefinden, aber auch unseren Erfolg an anderen Dingen zu messen als an der Zahl, die auf einer Waage steht. Und doch lässt es sich einfach nicht leugnen, dass es gut nachvollziehbare Gründe gibt, um Diät zu halten: Eine Gewichtsabnahme kann zu einer Statuserhöhung und mehr gesellschaftlicher Akzeptanz führen, sie kann als Schutz vor Beschämung und Diskriminierung dienen und die Angst vor Erkrankungen reduzieren, die mit einem höheren Körpergewicht assoziiert werden. Diäten erzeugen ein Gefühl der Selbstwirksamkeit, da wir durch sie (vermeintlich) die eigene Gesundheit »in die Hand nehmen« und (hoffentlich) Körperunzufriedenheit abbauen. Es ist daher kein Wunder, dass in den letzten Jahrzehnten die Zahl der Menschen, die eine oder mehrere Diäten machen, immer weiter ansteigt.

Zwischen 1950 und 1966 gaben 14 Prozent der Frauen und 7 Prozent der Männer an, zu diäten.[112] Zwischen 2003 und 2008 waren es bereits 57 Prozent der Frauen und 40 Prozent der Männer.[113] Laut einer weltweiten Studie, bei der 2020 das Marktforschungsinstitut Ipsos mehr als 22.000 Menschen in 30 Ländern befragt hatte, wollten 45 Prozent der Teilnehmenden Gewicht verlieren.[114] In einzelnen Ländern sind die Zahlen sogar deutlich höher: 60 Prozent der Befragten aus Chile wollen abnehmen und 50 Prozent der Teilnehmenden aus Spanien, Peru, Saudi-Arabien, Singapur und den USA. Der größte Widersacher dieses Wunsches ist die Statistik. Die Wahrscheinlichkeit, mit einer Diät in eine laut BMI-Definition »normalgewichtige« Kategorie zurückzukehren,[115] liegt für Männer bei 1 : 210 und Frauen bei 1 : 124 bei einem BMI > 30 kg/m². Bei einem BMI > 40 kg/m² liegen statistisch gesehen die Chancen noch schlechter: für Männer bei 1 : 1290 und für Frauen bei 1 : 677.

Es wundert mich nicht, dass die Wahrscheinlichkeit, mit der Frauen in eine »normalgewichtige« Kategorie kommen, doppelt so hoch ist wie die für Männer. In unserer Gesellschaft werden Frauen und weiblich gelesene Personen immer noch intensiver gedrängt, dem Schönheitsideal zu entsprechen, da historische Rollenbilder, mediale Einflüsse und patriarchale Strukturen sie stärker auf ihr Aussehen fokussieren.[116, 117] Soziale Anerkennung wird oft an die äußere Erscheinung gekoppelt und die Schönheitsindustrie verstärkt diesen Druck noch durch gezieltes Marketing. Diese Faktoren führen dazu, dass viele Frauen das Streben nach

Schönheit internalisieren und als zentralen Aspekt ihres Selbstwerts betrachten. Der für Frauen größere Druck, dem Schönheitsideal zu entsprechen, ist also ein gesellschaftliches Konstrukt und auch der Druck auf alle anderen Geschlechter steigt.

Selbst wenn wir wissen, dass Diäten nicht das halten, was sie versprechen, hoffen wir doch, »die eine« Ausnahme zu sein, das Einhorn, egal, wie hoch (oder niedrig) die Erfolgsaussichten tatsächlich sind. Diäten können aber auch ein Werkzeug sein, mit den Herausforderungen des Lebens besser umgehen zu können. Nicht nur das Essen (oder Nicht-Essen) kann ein Bewältigungsmechanismus sein, sondern das ganze Diätverhalten an sich. Essenspläne vermitteln eine Art Sicherheit. Ganz nach dem Motto: Wenn ich mein Essverhalten und meinen Körper im Griff habe, dann habe ich auch mein Leben im Griff. Diäten geben auch ein Gefühl der Zugehörigkeit und werden als sinnvolle Beschäftigung wahrgenommen, weil sie Status, Ansehen, Akzeptanz, Gesundheit, Erfolg, Liebe und vieles mehr versprechen.

Diäten können aber nicht nur einen trügerischen Halt geben, sondern unter bestimmten Umständen einen Dopaminkick (siehe Seite 78) verursachen, beispielsweise bei Menschen mit AD(H)S (kurz für Aufmerksamkeitsdefizit-/[Hyperaktivitäts-] Störung). Besonders das Planen der Diäten im Vorfeld und das Absinken der Zahl auf der Waage wirken wie ein süchtig machender Cocktail aus Sehnsucht und Selbstwirksamkeit, gepaart mit der Hoffnung, dass endlich auch sonst im Leben alles rundlaufen wird, sobald man die eigene Figur auf die Reihe bekommen hat.

Ich selbst habe nach der euphorischen Planungsphase das eigentliche Diätvorhaben oft gar nicht begonnen oder direkt wieder abgebrochen. Erst nach meiner AD(H)S-Diagnose habe ich verstanden, warum. Mein Gehirn findet Pläne und Routinen ungefähr genauso interessant, wie weißer Wandfarbe beim Trocknen zuzusehen. Demgegenüber steht mein starkes Bedürfnis nach Struktur und Kontrolle und, trotz all der Körperakzeptanzarbeit, die ich schon gemacht habe und die sehr viel bewirkt hat, verspüre ich auch heute noch immer mal wieder einen starken Drang, meinen Körper an gesellschaftliche Schönheitsnormen und Erwartungen anzupassen. Diesen Druck, dem gesellschaftlichen »Ideal« zu entsprechen, empfinden manche Menschen intensiver als andere, was sich nicht nur ungünstig auf die Beziehung zum Essen auswirken kann, sondern auch auf das Körperbild.

Ist Körperakzeptanz gefährlich?

Laut einer 2011 von der Zeitschrift *Glamour* durchgeführten Umfrage hasst eine durchschnittliche Frau ihren Körper 13-mal am Tag.[118] 97 Prozent der befragten Frauen hatten mindestens einen Körperhass-Moment pro Tag und manche Frauen gaben sogar an, dass sie an die hundert Hassgedanken pro Tag haben. Spätestens wenn wir uns kleine Kinder anschauen, wie sie völlig unbeschwert mit dem eigenen Körper umgehen und Körpervielfalt in allen Größen, Formen und Farben schön finden, wird klar, dass Körperhass etwas Erlerntes ist. Irgendwann kommt der Wendepunkt, an dem wir lernen, dass wir unsere Körper ablehnen und optimieren »müssen«. Das Gute ist: Alles, was wir *ge*lernt haben, können wir auch wieder *ver*lernen. Bevor du jetzt aber sagst: »Nein, ich kann meinen Körper niemals so akzeptieren, wie er ist, geschweige denn lieben«, will ich auch an dieser Stelle gleich den Druck rausnehmen. Das musst du auch gar nicht. Jetzt nicht und auch in Zukunft nicht. Gerade wenn jemand aus einer Essstörung kommt, ist Selbstliebe oft ein viel zu hohes Ziel. Du musst deinen Körper noch nicht mal akzeptieren, wenn du nicht möchtest. Trotzdem kannst du dich aktiv dafür entscheiden, dich gut um deinen Körper und deine Bedürfnisse zu kümmern und an deinem Selbstwert zu arbeiten.

Selbstbewusstsein ist nicht gleich Selbstwert

Wir verstehen das Leben immer nur rückwärts und deshalb weiß ich heute auch, dass mein Körper gar nicht das Problem war, als ich mit elf Jahren meine erste Diät gemacht habe. Obwohl ich damals nicht mehrgewichtig war, habe ich meinen Körper bewertet und vor allem abgewertet. Ich war immer ein selbstbewusstes Kind. Was mir aber lange nicht klar war: Vom Selbstbewusstsein lässt sich nicht auf den Selbstwert schließen. **Selbstwert** bezeichnet die Bewertung, die man von sich selbst, seinen Eigenschaften und Fähigkeiten hat. Er ist der Wert, den eine Person sich selbst zuschreibt, und wird davon beeinflusst, wie sie sich selbst im Moment wahrnimmt und welches Bild sie selbst von sich in der Vergangenheit hat. Wenn ich einen hohen Selbstwert habe und eine dementsprechend positive Selbstbewertung, dann habe ich hauptsächlich (aber nicht ausschließlich) angenehme Gefühle in Bezug auf mich selbst, wie Zufriedenheit, Stolz, Freude, Dankbarkeit, Gelassenheit, Liebe usw. Bewerte ich mich negativ, dann resultiert das auch in einer Vielzahl von unangenehmen Gefühlen: Schuld, Scham, Angst, Wut, Traurigkeit, Neid, Ekel, Verachtung, Hass.

Selbstakzeptanz oder **Selbstannahme** wiederum beschreibt die akzeptierende Haltung der eigenen Person gegenüber, sprich, sich so anzunehmen, wie man ist, mit allem, was man an sich mag, und mit allem, was man nicht an sich mag. Selbstakzeptanz ist nicht das Gleiche wie **Selbstliebe**, sondern beschreibt eine Haltung sich selbst gegenüber, die lautet: So bin ich und das ist okay. **Selbstmitgefühl** dagegen bedeutet, sich selbst in schwierigen Zeiten, wenn man scheitert oder wenn man etwas an sich bemerkt, was einem nicht gefällt, in der gleichen unterstützenden Weise zu begegnen, wie man dem für sich liebsten Menschen auf der Welt begegnen würde. Man bleibt auch angesichts seiner Fehler, Makel oder Unzulänglichkeiten freundlich und verständnisvoll sich selbst gegenüber. Man verurteilt sich nicht und kritisiert nicht, was man nicht kann oder nicht ist.

Der Ausdruck, der all diese »Selbst«-Begriffe zusammenbringt, ist **Selbstfürsorge**. Das bedeutet im Kern, sich Zeit für Dinge zu nehmen, die dabei helfen, gut zu leben und die seelische sowie körperliche Gesundheit zu verbessern. Das schließt sowohl eine wertschätzende Haltung sich selbst gegenüber ein als auch ein aktives Handeln, um das eigene körperliche und geistige Wohlergehen sicherzustellen.

Diäten als Mittel der Selbstwerterhöhung

Jetzt ist es aber so: In den Medien sehen wir zu 95 Prozent einen bestimmten Frauentyp, der im echten Leben aber nicht mal 5 Prozent ausmacht. Unser Gehirn glaubt das, was es häufig hört, und hält das für »normal«, was es häufig sieht. Wenn du ausschließlich von »normschönen«, schlanken, weißen, jungen, durchtrainierten Personen umgeben bist, ganz egal, ob im echten Leben oder in den (sozialen) Medien, dann wirst du irgendwann diesem »Ideal« nacheifern, ob du willst oder nicht. Das ist evolutionsbiologisch sinnvoll, denn anders zu sein bedeutete früher, aus der Gruppe ausgestoßen zu werden. Damals, als wir noch in der Höhle saßen, kam der Ausschluss aus der eigenen Sippe einer akuten Lebensgefahr gleich. Heute ist das natürlich nicht mehr so. Der Knackpunkt aber ist: Es fühlt sich immer noch so an.

Einer Gruppe anzugehören und innerhalb dieser einen hohen Status zu haben, d. h. beispielsweise besonders zu sein, etwas besonders gut zu können oder als Vorbild zu dienen, ohne »zu anders« zu sein, kann unter diesem Gesichtspunkt als exzellente Überlebensstrategie angesehen werden. Demnach können Diäten oder das Streben nach einem schlanken, jungen, fitten Körper als ein Versuch der Selbstwert- und Statuserhöhung verstanden werden. Das Problem ist, dass der Selbstwert dadurch an äußere Bedingungen geknüpft wird. Das nennt man in der Psychologie *abhängig* oder *kontingent*. Dann denkst du so etwas wie: »Ich bin nur in Ordnung, wenn ich jeden Tag Sport mache, xy kg wiege, zum nächsten Fest wieder in das eine Kleidungsstück passe, in einer bestimmten Art und Weise esse etc.« Wenn du so denkst, wirst du nie zur Ruhe kommen können. Wenn du ständig damit beschäftigt bist, dich selbst im Inneren aufzuwerten, indem du dein Äußeres optimierst, wird deine Bindungsfähigkeit darunter leiden, denn du wirst davon abgehalten, echte und unbeschwerte menschliche Begegnungen zu erleben – sowohl mit anderen als auch mit dir selbst.

Viele denken, dass Körperakzeptanz bedeutet, dass man sich selbst immer super findet, alle Fotos von sich mag, keine schlechten Körperbild-Tage hat und sich im Bikini total wohlfühlt. Ja, das können Anzeichen sein, dass jemand den eigenen Körper akzeptiert. Aber darum geht es gar nicht. Körperakzeptanz bedeutet, dass du weißt, dass du mehr als dein Körper bist. Dass du deinen Wert nicht von deinem Aussehen abhängig machst. Dass du dich von deinem Körper nicht davon abhalten lässt, dein Leben zu leben und es idealerweise in vollen Zügen zu genießen. Gerade mit einer chronischen Erkrankung ist es nicht leicht, den eigenen Körper wertzuschätzen. Ein positives Körperbild erleichtert die Sache aber ungemein.

Wie unser Umfeld unser Körperbild prägt

Nach heutigem Verständnis ist das Körperbild die mentale Repräsentation der Form, der Gestalt und der Größe des eigenen Körpers, die von einer Vielzahl historischer, kultureller, sozialer, individueller und biologischer Faktoren beeinflusst wird.[119, 120] Die Prägung, was einen »idealen« Körper ausmacht, beginnt bereits im frühesten Kindesalter.[121–123] Im familiären Umfeld erfolgt die direkte Übertragung körperbezogener Einstellungen, z. B. in Form von Kommentaren, die an das Kind gerichtet werden – Kommentare in Bezug auf die Figur (z. B. »Das kannst du mit deiner Figur nicht tragen«), das Gewicht (z. B. »Du hast in den letzten Wochen aber ganz schön zugelegt«), das Essverhalten (z. B. »Iss nicht so viel«) oder durch eine Ermutigung zum Diäthalten (z. B. »Die Tochter der Nachbarin hat mit der Diät so viel abgenommen, das solltest du auch mal versuchen«).[124] Wenn dir immer wieder gesagt wird: »Du bist nicht okay, so wie du bist«, und »Du kannst deinen eigenen Körpersignalen nicht trauen«, dann fängst du auch an, das zu glauben. Fachsprachlich sagt man, du internalisierst. Dann bist du irgendwann davon überzeugt, dass du es z. B. gar nicht verdienst, geliebt zu werden, dass es keinen Sinn hat, wenn du dich gut um dich kümmerst, oder dass du nicht in der Lage bist, deine Situation zu ändern. Das kann bis zu Selbstvernachlässigung und Selbstverletzung führen.

Leider kann das selbst dann passieren, wenn dich niemand aktiv abwertet und du »nur« das nachmachst, was dir deine Umgebung vorlebt. Denn auch indirekt werden körperbezogene Einstellungen übertragen, beispielsweise wenn enge Bezugspersonen Diät halten, ihren oder andere Körper abwerten oder ihr eigenes Essverhalten oder das anderer negativ kommentieren.[125] Spätestens in der weiterführenden Schule kommt der Gruppendruck (Peer Pressure) hinzu.[126, 127] Als Peergroup wird eine soziale Gruppe von gleichaltrigen Jugendlichen bezeichnet, in der das Individuum soziale Orientierung sucht und die als Bezugsgruppe dient.

Dem Körperideal zu entsprechen, ist mit Popularität (Beliebtheit) assoziiert – heute mehr denn je. Während früher nur die traditionellen Medien, wie Zeitung, Zeitschriften, TV, Filme, Radio und Bücher, vorgaben, was ästhetisch erstrebenswert war, ist heute Social Media der einflussreichste soziokulturelle Übermittler von Schönheits- und Körperidealen.[128-130] Laut einer aktuellen Umfrage des Medienpädagogischen Forschungsverbunds Südwest besitzen bereits 94 Prozent der 12- bis 13-Jährigen ein Smartphone.[131] 95 Prozent der Befragten nutzen das Internet dabei täglich. Bei den beliebtesten Internetangeboten standen die sozialen Medien wie Instagram, TikTok, YouTube, Snapchat und Facebook hoch im Kurs, in denen eine Überrepräsentation vermeintlich »perfekter« Körper zu finden ist. Bei einer durchschnittlichen Handynutzung bekommen Jugendliche dabei schätzungsweise mehrere Tausend Bilder pro Woche zu sehen.

Social Media fördert Vergleiche mit dem körperlichen Ideal

Auf Social Media teilen Influencer:innen Beiträge in Echtzeit. Ein Dauerkonsum von 24 Stunden am Tag ist da ein Leichtes. Kaum ein Bild ist nicht in irgendeiner Form optimiert, sei es durch vorteilhaftes Posing bei der Aufnahme oder durch Bildnachbearbeitung. Neben Prominenten sind auch »unseresgleichen« vertreten, die ihr vermeintlich »perfektes« Leben teilen (es gibt auch Menschen, die ihr unperfektes Leben zeigen, aber das sind doch eher die Ausnahmen). In meiner Kindheit waren die Prominenten im Fernsehen oder in den Zeitschriften unerreichbar, quasi wie von einem anderen Stern. Bei den heutigen Influencer:innen ist das anders – und diese enge Bindung und scheinbare Vertrautheit ist durchaus gewollt. Die Kehrseite: Gerade weil sie so nahbar erscheinen, entstehen oft Vergleiche, bei denen sich die eigenen Leistungen, das eigene Aussehen oder der eigene Lebensstil im Verhältnis schlechter anfühlen. Solche Vergleiche, bei denen andere als »besser« oder »erfolgreicher« wahrgenommen werden (weil ihr Leben oft idealisiert und inszeniert ist), nennt man Aufwärtsvergleiche. Sie können dazu führen, dass man sich selbst unzulänglich fühlt. In der Folge entsteht Körperunzufriedenheit durch Verinnerlichung eines Schlankheits- und Schönheitsideals, das kaum zu erreichen ist.[132, 133] Studien zeigen, dass der Vergleich des eigenen Körpers mit einem schwer zu erreichenden körperlichen Ideal zu einem Gefühl des persönlichen Versagens führt,[134, 135] und dass die Körperunzufriedenheit bei Frauen maßgeblich durch die Anzahl der besuchten sozialen Medienplattformen bedingt ist.[136, 137] Ich selbst bin nicht der Meinung, dass Social Media an allem »schuld« sind, sondern vielmehr dass die sozialen Medien die Denkweise unserer Gesellschaft auf das Wesentliche reduzieren und verdichten – sie zeigen all unsere Glaubenssätze, Vorurteile und falschen Annahmen unter dem Brennglas, für alle auf den ersten Blick ersichtlich.

Körperakzeptanz ist nicht gefährlich, Selbsthass schon

Eine dieser Annahmen ist, dass es gefährlich sei, dicken Menschen beizubringen, sich selbst bedingungslos zu akzeptieren, da sie sich sonst vollends »gehen lassen« würden und rasante Gewichtszunahmen zu erwarten wären. Das ist übrigens Quatsch. Studien zeigen, dass Körperakzeptanz nicht dazu führt, dass Menschen zwangsläufig zunehmen, und die Wertschätzung des eigenen Körpers sogar ein schützender Faktor gegen Essstörungen sein könnte.[138–142] Die Körperwertschätzung wirkt in diesem Zusammenhang wie ein »Puffer« gegen negative Einflüsse. Selbsthass dagegen ist definitiv gesundheitsgefährdend, da bereits eine Unzufriedenheit mit dem eigenen Körper das Risiko für essgestörte Verhaltensweisen und depressive Symptome erhöht, was äußerst ungünstige Auswirkungen auf das Körperbild und die Selbstfürsorge haben kann.[143, 144]

Überleg doch mal: Wenn du irgendetwas oder irgendjemanden ablehnst oder sogar hasst, dann willst du damit oder mit der Person nichts zu tun haben und es wird dir schwerfallen, Verständnis, Mitgefühl oder Empathie aufzubringen. Das kannst du eins zu eins auf deinen Körper übertragen: Wenn du den einfach nur scheiße findest, wie willst du dann in Beziehung zu ihm treten? Wenn du ihn ablehnst, wie leicht wird es dir fallen, ihm mit Interesse, Fürsorge, Vergebung, Wohlwollen, Rücksichtnahme, Toleranz, Unterstützung, Akzeptanz, Verständnis, Freundlichkeit und Selbstmitgefühl zu begegnen? Wenn du etwas wertschätzt, wenn dir etwas wichtig ist, dann hast du ganz automatisch ein inneres Bedürfnis, dich gut darum zu kümmern. Deshalb hängen verschiedene Aspekte eines positiven Körperbilds auch ganz stark mit dem allgemeinen Wohlbefinden und der psychischen Gesundheit zusammen.[145, 146]

Doch selbst wenn du trotz aller Widrigkeiten lernst, den eigenen nicht »normschönen« Körper anzunehmen, bedeutet das noch lange nicht, dass die Gesellschaft ihn ebenfalls akzeptiert. Je mehr du wiegst, umso wahrscheinlicher wirst du struktureller Diskriminierung ausgesetzt sein, die nachgewiesenermaßen gesundheitsschädigend ist.[147–150] Die eigentliche Herausforderung ist daher nicht, ob wir unsere Körper lieben oder nicht lieben, sondern wir dürfen der ständigen Selbstkontrolle, den Diätzwängen und den unrealistischen Schönheitsidealen etwas entgegensetzen und die Gesellschaft und das System langfristig ändern. Das wird aber eine Weile dauern – und bis dahin müssen wir den Personen, die unter dem System leiden und dadurch unterdrückt und geschädigt werden, Tools an die Hand geben, die sie stärken.

Bevor ich dir diese Werkzeuge vorstelle, räumen wir aber erst mal so richtig auf. Denn wenn du in deinem Leben keine Zeit, keine Kapazitäten und keine Energie hast, wird es kaum möglich sein, positive, nachhaltige Veränderungen zu erreichen.

Teil 2
Was dir nicht guttut, kann weg

Schneller, höher, weiter, Burnout?

»Glück findet sich nicht mit dem Willen oder durch große Anstrengung. Es ist immer schon da, vollkommen und vollendet, im Entspannen und Loslassen.«

Gendün Rinpoche

Die Idee, einmal nichts zu tun und nur »zu sein«, ohne sich zu beschäftigen, ist für viele Menschen schlichtweg absurd. Es gehört zum guten Ton, keine Zeit zu haben und ständig gestresst zu sein. Wer es nicht ist, wirkt direkt suspekt. Zwar sehnen wir uns häufig danach, endlich durchatmen zu können. Ruhe auszuhalten oder einfach mal zu chillen, fällt aber gleichzeitig schwer. Echte Langeweile ist selten geworden. Wir werden ständig von allen Seiten beschallt und leben in einer Umgebung der völligen Reizüberflutung, die es unserem Nervensystem schwer macht, sich zu regulieren. Früher standen wir im Supermarkt an der Kasse oder am Bahnsteig und haben uns gelangweilt. Heute – und ich bin da keine Ausnahme – zücken wir direkt das Handy, sind immer vernetzt und allzeit erreichbar.

Die Anforderungen der Leistungsgesellschaft sind nicht gerade gesundheitsförderlich

Kennst du diese Gedanken? »Schlafen kann ich, wenn ich tot bin«, »Erst die Arbeit, dann das Vergnügen« oder »Einfach mal nichts zu tun kann ich mir nicht leisten«. Falls du sie kennst, gehörst du wahrscheinlich zu den Menschen, die bewusst oder unbewusst davon überzeugt sind, ständig Leistung bringen zu müssen. Gerade als mehrgewichtige Person hast du vielleicht das Gefühl, dich öfter beweisen und mehr erreichen zu müssen als andere, um ernst genommen zu werden (das gilt generell für alle marginalisierten Gruppen). Natürlich wird es immer mal wieder Situationen geben, in denen du einfach funktionieren musst. Problematisch wird es, wenn das nicht die Ausnahme bleibt, sondern zur Regel wird. Wenn du ständig das Gefühl hast, leistungsfähig, einsatzbereit und produktiv sein zu müssen, dann ist die Wahrscheinlichkeit hoch, dass du deinen Selbstwert und möglicherweise sogar deine Identität zumindest teilweise an deine Leistung gekoppelt hast.

Der Leistungsdruck ist oft so stark internalisiert, dass sich Menschen automatisch selbst überfordern, um den gesellschaftlichen Erwartungen zu entsprechen und »etwas wert zu sein«. Die Wahrnehmung ist: Wenn du nichts leistest, bist du auch kein vollwertiges Mitglied der Gesellschaft. Bleiben die Erfolge dann aus oder kann man aufgrund eines Burn-outs, einer Erkrankung, einer Änderung der Lebensumstände oder eines Traumas nicht mehr mithalten, ist das für viele Menschen der Beginn einer Abwertungsspirale.

Wir neigen mittlerweile sogar dazu, unsere Freizeit zu »optimieren«, um aus jeder Sekunde des Tages etwas »rauszuholen«. Viele Menschen sehen Hobbys nicht mehr als Zeit, die uns zur Ruhe kommen lässt und Freude macht. Aus Hobbys wurden leistungs- und zielorientierte Aktivitäten, die bestenfalls noch den Lebenslauf bereichern und der Welt zeigen dürfen, wie toll wir sind. Die Klassiker sind intensives Sporttreiben (inklusive Wettkämpfe, versteht sich) oder die ständige Weiterentwicklung persönlicher oder kreativer Fähigkeiten. Auch vor unserem Körper macht der Drang zur Selbstoptimierung keinen Halt. Es reicht nicht mehr aus, »einfach nur« gesund leben zu wollen. Wenn man nicht durch die perfekte Ernährung, den idealen Körper und die optimale Fitness auch optisch überzeugt, dann hat man sich »nicht genug angestrengt«.

Das ist ein echtes Problem, denn wenn man immer noch mehr möchte, entfremdet man sich von den eigenen, wahrhaftigen Bedürfnissen. Man verliert den Kontakt zu dem, was einem wirklich wichtig ist – wie z. B. soziale Beziehungen, persönliche Zufriedenheit oder simple Freude am Leben. Stehen ständig äußere Leistungsmaßstäbe im Fokus, gibt es zu wenig Raum für einfaches »Sein«, für das schlichte Genießen des Augenblicks. Falls diese Zeilen gerade einen Widerstand in dir auslösen, ist das absolut berechtigt. Viele Menschen haben zu wenig Freiraum oder kämpfen sogar um ihre Existenz und können daher nicht vorrangig über ihre persönliche Zufriedenheit nachdenken. Genau deshalb ist es umso wichtiger, langfristig gesellschaftliche Strukturen zu schaffen, die allen ein gesundes Verhältnis zwischen Produktivität und Erholung ermöglichen. Um das alles auf den Punkt zu bringen: Die Anforderungen unserer Leistungsgesellschaft gehen oftmals auf Kosten der Gesundheit, weil ein ungesundes Verhältnis zwischen Produktivität und Erholung vorprogrammiert ist.

Bye-bye, Perfektionismus

Hinter Perfektionismus und Leistungsstreben stehen häufig Unsicherheit und das Gefühl, »irgendwie falsch« oder »nicht gut genug« zu sein. Ein Gefühl, das nur schwer auszuhalten ist (Stichwort Akzeptanz der Gruppe, siehe Seite 60) und das kompensiert werden will. Leistungsdruck erfüllt einen Zweck. Frag dich einmal, wie du dich fühlst, wenn du Leistung erbracht hast! Wobei hilft dir dieses Gefühl? Es hat bei mir eine ganze Weile gedauert, bis ich meine Gedanken und Gefühle zum Zusammenhang zwischen Perfektionismus, Diäten, Diätkultur und dem Streben nach dem »dünnen Ideal« geordnet hatte. Ich dachte immer, mein Körper sei meine »Schwachstelle«, der einzige Bereich meines Lebens, in dem es mir anscheinend an Willenskraft fehlte, meine Ziele zu erreichen. Jahrzehntelang versuchte ich, einem für mich unrealistischen Ideal zu entsprechen, dünner zu sein, als es meinem natürlichen Körperbau entspricht, und möglichst nichts zu essen, was ich für »ungesund« hielt (siehe Seite 21). Bewegung diente dem Zweck, Kalorien zu verbrennen und meinen Körper zu formen. Nach außen hatte ich diesen tollen, »gesunden« Lifestyle, aber dann gab es immer wieder Situationen, in denen ich meine Diät nicht aufrechterhalten konnte und mich nach der Arschbombe in die Naschschublade fast zu Tode schämte. Es gab eine große Diskrepanz zwischen dem, wie mein Leben nach außen hin aussehen sollte, und dem, was wirklich los war und wie ich mich in meinem Inneren fühlte.

Dadurch habe ich immer wieder einen Wert verletzt, der mir sehr wichtig ist: meine Authentizität (siehe Seite 219). Schließlich sollte niemand erfahren, wie »schwach« ich war und wie sehr ich als Ernährungswissenschaftlerin damit kämpfte, die ganzen Empfehlungen umzusetzen. Also versuchte ich, noch perfekter zu sein und noch mehr zu leisten, um endlich mein Ziel vom schlanken, durchtrainierten Körper zu erreichen. Perfektion bedeutet aber völlig ohne Fehler oder Makel zu sein. Kein Mensch kann diesem Standard gerecht werden.

Wir leben in einer Gesellschaft, die uns dazu erzieht, uns persönlich für alle unsere Fehler verantwortlich zu fühlen. Manche Menschen sind dafür empfänglicher als andere. Sie haben eine innere kritische Stimme, die lauter ist und die ihnen auch Sicherheit gibt, weil sie als Kontrollmechanismus dient. Diese Stimme ist ein starker Antreiber, der versucht, uns davon abzuhalten, Fehler zu machen, und dabei hilft, Ziele zu erreichen. Perfektionismus ist also nichts, was uns schaden will, sondern etwas, das uns beschützen möchte. Das Problem dabei: Wenn wir die ganze Zeit versuchen, »perfekt« zu leben oder zu sein, hindert uns das daran, uns mit uns selbst, unserem Körper, unseren Bedürfnissen, aber auch mit anderen Menschen zu verbinden. Die wichtigste Beziehung, die wir jemals in unserem Leben führen, ist die zu uns selbst. Doch Perfektionismus nährt diese Beziehung nicht, sondern schadet ihr.

Warum uns Selbstfürsorge so schwerfällt

Du darfst dich immer wieder daran erinnern, dass dein Wert als Mensch nichts mit deiner Produktivität, deinem Aussehen oder deiner Leistung zu tun hat. Auch wenn es dir vielleicht (noch) schwerfällt, das zu glauben: Du bist gut, so wie du bist, jetzt in diesem Moment. Du musst nichts leisten, um liebenswert zu sein. Du bist wertvoll, einfach nur, weil es dich gibt. Sich selbst Mitgefühl und Respekt entgegenzubringen, ist keine Schwäche, im Gegenteil. Selbstmitgefühl ermutigt dazu, dich selbst gut zu behandeln und gut für dich zu sorgen. Wenn du dir selbst mit Respekt begegnest, erkennst du leichter, wann du Erholung,

Unterstützung oder Aufmerksamkeit brauchst. Ohne Selbstmitgefühl hingegen besteht die Gefahr, die eigene Selbstfürsorge zu vernachlässigen, weil du (unterbewusst) glaubst, sie nicht zu verdienen. Selbstmitgefühl schafft überhaupt erst die Basis für Selbstfürsorge. Aber was umfasst Selbstfürsorge denn überhaupt?

Wenn du den Begriff »Selbstfürsorge« in eine Suchmaschine deiner Wahl eingibst, dann erscheinen Dinge, die eine schnelle Auszeit vom Alltagsstress versprechen und die du noch schneller kaufen kannst. Ganz klar: Ich rede von Duftkerzen, Schaumbädern und Wellnessbehandlungen, die dir suggerieren, dass Selbstfürsorge etwas ist, das du in ein paar Minuten erledigen und vielleicht sogar auf das Wochenende oder den Urlaub verschieben kannst. So funktioniert das aber nicht. Selbstfürsorge sind die kleinen Dinge, mit denen du dir täglich zeigst, dass du dir selbst wichtig bist und deine Bedürfnisse ernst nimmst.

Erfolgreiche Selbstfürsorge-Strategien werden in der Regel von einer akzeptierenden und mitfühlenden inneren Haltung getragen. Sie zeichnen sich durch ein stabiles Gleichgewicht zwischen Tun und Sein, Aktivierung und Entspannung aus – durch Zeit für uns selbst und Zeit dafür, in Verbindung mit anderen zu treten. Auf intellektueller Ebene ist uns das häufig völlig klar. Doch warum ist es so schwer, ins Tun zu kommen? Die Antwort darauf finden wir sowohl in unserer Lebensgeschichte als auch im Hier und Jetzt.

Versorgung ist nicht dasselbe wie Fürsorge

Ab dem Tag unserer Geburt sind wir darauf angewiesen, dass fürsorgliche Bezugspersonen unsere Bedürfnisse erkennen und befriedigen. Passiert das in einem ausreichenden Maß, so lernen wir als Kinder nach und nach, die Botschaften unseres Körpers zu verstehen, unsere Bedürfnisse zu erfüllen und zu regulieren. Findet die Fürsorge nicht in ausreichendem Maße statt, dann gewöhnen wir uns mit der Zeit daran, unsere körperlichen Bedürfnisse und Emotionen zu unterdrücken oder sogar zu ignorieren.

Es kann sein, dass du immer ein Dach über dem Kopf hattest, saubere Kleidung, genug zu essen und viele schöne Kindheitserinnerungen. Versorgung ist aber nicht dasselbe wie Fürsorge. *Versorgung* bezieht sich auf die Bereitstellung notwendiger Dinge, um physische oder materielle Bedürfnisse zu erfüllen, die das körperliche Wohlergehen sicherstellen. *Fürsorge* bedeutet mehr als das: Sie schließt auch emotionale und soziale Aspekte ein. Fürsorge bedeutet Zuwendung, Empathie und persönliche Aufmerksamkeit, die Bedürfnisse des Kindes ernst nehmen und erfüllen zu wollen und sich auf Augenhöhe zu begegnen. Auch unsere gesellschaftlichen Rahmenbedingungen schaffen keine gute Voraussetzung für eine aktive Selbstfürsorge, da sie verhindern, dass wir lernen können, wie Selbstfürsorge geht. Es stehen uns viel zu wenige positive Beispiele an Menschen zur Verfügung, die gut für sich sorgen – meist funktionieren wir darum einfach, wie auch schon die Generationen vor uns.

Was Schuldzuweisungen mit uns machen

All diese Störfaktoren können dazu führen, dass unangenehme und schmerzhafte Gedanken und Emotionen geleugnet, verdrängt oder unterdrückt werden. Der Schmerz »gärt« aber in unserem Unterbewusstsein weiter vor sich hin und verfestigt unbewusste, auf bestimmte Reize hin anspringende negative Gedanken und Handlungen, die sich ständig wiederholen. So können sich »Überlebensstrategien« in Form von Mustern entwickeln, die wir auch als Erwachsene immer wieder abspulen, obwohl uns längst viel passendere und differenziertere Verhaltensalternativen zur Verfügung stünden. Dieser Autopilot-Modus kann sich auf körperlicher Ebene sogar in Fehlregulierungen des vegetativen Nervensystems, des Hormonsystems und des Immunsystems manifestieren.

Es ist daher in meinen Augen nicht nur moralisch verwerflich, Menschen die Schuld an ihren Erkrankungen zu geben, sondern aufgrund der neuesten Erkenntnisse aus den Neurowissenschaften auch schlichtweg falsch. Posttraumatischer, aber auch chronischer Stress kann sich im Körper manifestieren und erhöht messbar das Risiko sowohl für Essstörungen,[151–153] als auch für bestimmte Erkrankungen.[154–156] Frauen, die ein Trauma erlebt haben, haben ein bis zu 50 Prozent höheres Risiko, einen Diabetes Typ 2 zu entwickeln.[157] Auch Depressionen scheinen das Risiko für Diabetes Typ 2 um bis zu 60 Prozent zu erhöhen.[158] Und das sind nur wenige Beispiele, wie Faktoren außerhalb unserer Kontrolle unsere Gesundheit beeinflussen.[159]

Über diese Zusammenhänge wird viel zu wenig gesprochen und stattdessen lieber die Schuldfrage diskutiert. Laut einer repräsentativen Umfrage aus dem Jahr 2018 sehen 78 Prozent der Deutschen ein hohes Körpergewicht als ein »Verschulden« an.[160] Solche Zuweisungen machen aber weder die betroffenen Personen noch uns als Gesellschaft gesünder oder zufriedener.

Essen als Emotionsregulation

Wenn wir gestresst sind, fällt es uns schwer, »vernünftige« Entscheidungen zu treffen, nicht nur in Bezug auf das Essen, sondern ganz allgemein. Dafür gibt es eine einfache Erklärung: Stress wirkt sowohl auf körperlicher als auch mentaler Ebene und wirkt als Mediator für Verhaltensänderungen (siehe Seite 80).

Gestresste Personen neigen nicht nur dazu, körperlich weniger aktiv zu sein. Stress kann auch emotionales Essen fördern. Denn Essen ist eine äußerst effektive Strategie, um Emotionen zu regulieren und Anspannung abzubauen. Unter emotionalem Essen versteht man die Tendenz, als Reaktion auf angenehme und unangenehme Emotionen – und nicht auf körperliche Bedürfnisse – zu essen.[161, 162] Was mir besonders wichtig ist: Nicht jedes emotionale Essen oder Stressessen ist schlecht und muss sofort unterbunden werden. Ein Verbot würde ohnehin nicht klappen. Stattdessen ist der erste Schritt zu erkennen, was die Funktion deines Stressessens sein könnte.[163, 164] Dient es als Platzhalter für unbefriedigte Bedürfnisse? Muss es eine Leere füllen? Soll es unangenehme Gefühle betäuben? In Momenten der Ruhe können Gedanken und Emotionen an die Oberfläche kommen, mit denen wir nichts zu tun haben wollen. Es kann eine Art Selbstschutz sein, diese Gefühle mit Essen wegzudrücken und sie nicht fühlen zu müssen.

Möglicherweise dient Essen aber auch als Erlaubnis, einfach mal nichts zu tun und eine Pause zu machen. Schließlich wird doch immer empfohlen, achtsam und in Ruhe zu essen, oder nicht? Für manche Menschen ist die Zeit, in der sie sich am Esstisch oder mit Essen auf dem Sofa niederlassen, der einzige Zeitpunkt des Tages, an dem sie keine Leistung bringen müssen. Zu essen bietet die Gelegenheit, bewusst und aktiv den Druck rauszunehmen, sich zu entspannen und zu faulenzen – all die Dinge, die wir uns sonst gefühlt gar nicht »leisten« können und uns erst »verdienen« müssen. Essen aus Langeweile ist übrigens eine besondere Form des Stressessens. Wird die Langeweile als unangenehm und dementsprechend als stressig empfunden (siehe Seite 68), kann der Cortisolspiegel steigen, was wiederum das Verlangen nach Essen verstärken und den Appetit, besonders auf energiedichte Lebensmittel, anregen kann.[165–169]

Essen ist auch eine der wenigen Möglichkeiten, schöne Gefühle zu erzeugen, wenn die Batterien leer sind und man keine Energie mehr hat (siehe Seite 96). Bestimmte Nahrungsmittel, insbesondere jene mit einem hohen Zucker- und Fettgehalt, aktivieren das Belohnungszentrum im Gehirn, was wir als äußerst angenehm empfinden.[170–172] All das kann dazu führen, dass wir uns angewöhnen, in bestimmten Situationen zu essen, auch wenn wir keinen körperlichen Hunger verspüren. Wiederholen wir dieses Verhalten, kann das zu einer Konditionierung führen. Vielleicht kennst du das Experiment mit den Pawlow'schen Hunden. Immer wenn sie etwas zu fressen bekamen, wurde ein Glöckchen geläutet. Es dauerte nicht lange, und die Hunde zeigten Speichelfluss, wenn sie das Glöckchen hörten, selbst wenn weit und breit kein Futter in Sicht war.

Was hilft gegen emotionales Essen?

Häufig wird als Strategie gegen emotionales Essen dazu geraten, sich abzulenken. Der Grund, aus dem du isst, ist dann aber nicht weg. Du bist nur kurzfristig von der Langeweile oder Überforderung abgelenkt (oder was auch immer dich zum Essen veranlasst hat). Sich abzulenken ist nur eine zeitliche Verschiebung des Problems nach hinten, deshalb geht diese Idee am Problem vorbei. Auch lässt sich emotionalem Essen nicht im Kopf begegnen, sondern nur dadurch, ins Gefühl zu gehen. Wo im Körper spüre ich die Überforderung, den Stress, die Leere etc.? Wie fühle ich mich, wenn ich Essen als Bewältigungsmechanismus einsetze? Welche Glaubenssätze kommen in mir hoch? Falls du direkt einen Widerstand spürst und gar nicht in die Reflexion gehen willst, kann es sein, dass sich dieser Vorschlag für dich nicht sicher anfühlt. Gerade wenn Traumata im Spiel sind, kann es sogar destabilisierend sein, ins Gefühl zu gehen oder sich mit dem eigenen Körper zu verbinden. Daher hole bitte im Zweifel immer den Rat deines/deiner primären Gesundheitsdienstleister:in oder Psychotherapeut:in ein. Du sollst nichts allein angehen, bei dem du dich sehr unwohl oder nicht sicher fühlst.

Ein Wort zu Neurodiversität und Emotionsregulation

Frieden mit dem Essen zu schließen ist an sich herausfordernd genug. Was aber, wenn noch eine Neurodiversität wie beispielsweise AD(H)S hinzukommt? Neurodiversität beschreibt die schier unendliche Vielfalt, wie neurokognitive Funktionen ablaufen können. Alle menschlichen Gehirne ähneln sich zwar in Aufbau und Struktur. Wie ein Gehirn Reize und Informationen verarbeitet, kann aber ganz unterschiedlich sein. Genauso, wie es Unterschiede hinsichtlich der Hautfarbe, des Geschlechts oder der Körpergröße gibt, so sieht das Konzept der Neurodiversität diese neurologische Vielfalt nicht als Krankheit, sondern als ganz normalen Ausdruck menschlicher Mannigfaltigkeit.

Aber was hat Neurodiversität mit Emotionsregulation zu tun? Nehmen wir mal das Beispiel AD(H)S. Bei AD(H)S wird ein Ungleichgewicht bestimmter Neurotransmitter vermutet, insbesondere von Dopamin und Noradrenalin.[173, 174] Häufig heißt es sogar, dass der Grund für die AD(H)S-Symptome ein niedriger Dopaminspiegel im Gehirn sei. Das ist so nicht ganz richtig.[175] AD(H)S betrifft auch die Dopaminregulation, aber die Sache scheint deutlich komplexer zu sein als ein reines Dopamindefizit oder ein niedriger Dopaminspiegel. AD(H)S ist eine Funktionsabweichung in den neuronalen Netzwerken, die Aufmerksamkeit, Motivation und Impulskontrolle regulieren. Diese beeinflusst die Funktionalität der Rezeptoren und geht weit über Veränderungen in der Neurotransmitterkonzentration hinaus. Die Reduktion der Symptome auf die Neurotransmitter berücksichtigt zudem weder genetische und umweltbedingte Faktoren, die ebenfalls bei der Entstehung von AD(H)S mitwirken. Trotzdem scheinen manche AD(H)S-Gehirne stärker auf Belohnungen anzuspringen, was unter anderem durch Dopamin und Noradrenalin vermittelt wird.[176]

Diese Neurotransmitter spielen allgemein eine wichtige Rolle bei der Regulierung von Aufmerksamkeit, Motivation und Impulskontrolle. Dopamin wird freigesetzt, wenn wir angenehme Erfahrungen machen. Es erhöht so die Motivation, sich potenziell lohnenswerten Erfahrungen anzunähern, und verstärkt das Verhalten, das zu dieser Belohnung führt. Es ist daher eine Art »Lernsignal«, das uns motiviert, belohnungsorientiertes Verhalten zu wiederholen, um immer wieder die positiven und belohnend wirkenden Gefühle zu haben, die damit einhergehen.[177, 178] Dieses Belohnungssystem hilft uns somit, zielgerichtetes Verhalten aufrechtzuerhalten, indem wir Belohnungen antizipieren, d. h. vorhersehen oder erwarten können.

Viele Menschen mit AD(H)S beschreiben, dass sie im Alltag ständig auf der Suche nach dem nächsten »Dopamin-Fix« sind und sich stärker von vergnügungssüchtigen Verhaltensweisen angezogen fühlen als neurotypische Personen.[179–181] Dieses Bedürfnis nach abwechslungsreichen, neuen und intensiven Eindrücken und sinnlichen Freuden nennt sich Sensation Seeking und äußert sich in verschiedenen Lebensbereichen, darunter auch im Essen. Geschmacklich intensive, abwechslungsreiche und besonders ansprechende Lebensmittel, die ein starkes Sinneserlebnis bieten, können als Strategie dienen, um eine Unterstimulation, z. B. Langeweile, oder eine emotionale Dysregulation auszugleichen. Menschen mit AD(H)S neigen daher häufiger als neurotypische Menschen dazu, Essen zur Regulation von Gefühlen oder zur Suche nach sensorischer Befriedigung einzusetzen. Zieht man dann noch die permanente Reizüberflutung in Betracht, da alle Eindrücke ungefiltert auf das AD(H)S-Gehirn einstürzen, ist es kein Wunder, dass Menschen mit AD(H)S häufig unter chronischer Anspannung stehen. Da ist Stress vorprogrammiert!

Stress, lass nach!

Stress bezeichnet die eigene körperliche und psychische Reaktion auf bestimmte äußere Reize sowie die dadurch wahrgenommene Belastung. Die entsprechenden Reize werden auch Stressoren genannt und sie meinen wir in der Regel, wenn wir von Stress sprechen. Analog zur Scham ist Stress an sich nichts Schlechtes. Stress aktiviert uns, sodass wir Herausforderungen meistern können, und dient dazu, sich an verändernde Situationen und Umweltbedingungen anzupassen. Wir brauchen die Stressreaktion des Körpers, um äußere Reize zu bewerten, effizient zu reagieren und damit überlebensfähig zu sein bzw. zu bleiben.

Was bei Stress im Körper passiert

Evolutionär gesehen dient die Stressreaktion, insbesondere die Reaktion *Kampf oder Flucht*, dazu, auf physische Bedrohungen zu reagieren – wie etwa dem Entkommen vor einem Raubtier oder dem Kämpfen in einer gefährlichen Situation. Um hierfür die nötige Energie freizusetzen, aktiviert der Körper alle Systeme und stellt sich auf Leistung ein. Die Stressreaktion versetzt den Organismus in Alarmbereitschaft, was uns ermöglicht, schnell zu reagieren.

Damit Stress überhaupt erlebt werden kann, müssen zunächst äußere Reize, die eine Bedrohung oder Herausforderung darstellen könnten, über die Sinnesorgane wahrgenommen werden (auslösender Reiz). Diese potenziellen Stressoren werden an bestimmte Gehirnregionen weitergeleitet, die die Reize analysieren und bewerten (Bewertung). Sympathikus und Parasympathikus gehören zum vegetativen Nervensystem – das ist der Teil des Nervensystems, der unbewusste Körperfunktionen steuert. Sie sind funktionell gesehen meist Gegenspieler: Während der Parasympathikus in Ruhe- und Regenerationsphasen überwiegt (»rest and digest – ausruhen und verdauen«), stellt der Sympathikus den Organismus auf eine Aktivitäts- und Leistungssteigerung ein (»fight or flight – kämpfen oder flüchten«). In diesem Fall bereitet der Sympathikus den Körper auf eine schnelle Reaktion vor. Die Nebennieren setzen Adrenalin und Noradrenalin frei, was zu einer sofortigen Erhöhung von Herzfrequenz, Blutdruck und Atemfrequenz führt. Dies verbessert die Durchblutung der Muskeln und erhöht die Sauerstoffzufuhr.

Hält der Stress an, wird als Nächstes die Hypothalamus-Hypophysen-Nebennierenrinden-Achse (HPA-Achse) aktiviert (Aktivierung der Stressachsen). Der Hypothalamus setzt das Corticotropin-releasing Hormone (CRH) frei, welches die Hypophyse anregt, adrenocorticotropes Hormon (ACTH) freizusetzen. ACTH wiederum stimuliert die Nebennierenrinde, die das Stresshormon Cortisol produziert. Cortisol hat viele Wirkungen, darunter eine Erhöhung des Blutzuckerspiegels, um schnelle Energie bereitzustellen, und eine Unterdrückung des Immunsystems. Ganz klar: Sind wir in einer akuten Gefahrensituation, brauchen wir erst einmal alle Energie, die zur Verfügung steht, um da wieder rauszukommen und zu überleben. Andere Prozesse, wie die Immunabwehr, treten erst mal in den Hintergrund, denn mit dem Schnupfen kann sich das Immunsystem auch später noch befassen. Bei einem chronisch erhöhten Cortisolspiegel, wie er durch anhaltenden Stress entstehen kann, kann die dauerhafte immunsuppressive Wirkung jedoch dazu führen, dass die Funktion des Immunsystems allgemein geschwächt wird. Dies macht den Körper anfälliger für Infektionen und kann die Heilung von Wunden verlangsamen oder bestehende Entzündungen im Körper verschlimmern (physiologische Reaktionen).

Als Reaktionen auf Stress können Angst, Frustration, Wut oder Überforderung auftreten. Diese Emotionen verstärken oft die körperlichen Symptome. Auch Konzentrationsprobleme oder ein Gefühl der Hilflosigkeit sind typisch für die Stressreaktion. Der Grund liegt im sogenannten präfrontalen Kortex, einer Gehirnregion, die für höhere kognitive Funktionen wie Planung, Entscheidungsfindung und Konzentration zuständig ist.

Das bei chronischem Stress vermehrt ausgeschüttete Hormon Cortisol kann die neuronale Kommunikation im präfrontalen Kortex stören, was die Fähigkeit, sich zu konzentrieren und komplexe Aufgaben zu bewältigen, einschränkt. Länger anhaltende hohe Cortisolspiegel können auch den Hippocampus beeinträchtigen (das ist eine Hirnregion, die für Gedächtnis und Lernprozesse wichtig ist), was Gedächtnisprobleme und Schwierigkeiten beim Lernen verursachen kann (emotionale und kognitive Reaktionen).

Der Stresszyklus läuft heute unvollständig ab

In unserer modernen Welt haben sich unsere Stressoren verändert. Wir sind weniger als früher mit körperlichen Gefahren konfrontiert, dafür sehr viel mehr mit psychosozialen Stressoren wie Arbeitsdruck, sozialen Konflikten, finanziellen Sorgen oder emotionalen Belastungen. Diese Arten von Stress lösen dieselben biologischen Reaktionen im Körper aus, aber der natürliche körperliche Programmablauf dazu findet nicht mehr statt. Das bedeutet, dass der Körper in einen Zustand der erhöhten Erregung versetzt wird, ohne dass die Energie durch körperliche Aktivität und soziale Interaktion abgebaut wird. Das ist ein Problem, da die Stressreaktion zwar eingeleitet, der Stresszyklus aber nicht vollständig abgeschlossen wird.

Früher haben wir uns als Antwort auf die Stressreaktion körperlich bewegt, da wir vor dem Säbelzahntiger davonlaufen mussten (ja, ich weiß, dass Homo sapiens und Säbelzahntiger nicht zur selben Zeit lebten, aber das Bild ist einfach so schön). Danach sind wir wieder zur Ruhe gekommen, indem wir am Lagerfeuer von unseren Held:innentaten berichteten, uns feiern ließen und zwischenmenschliche Kontakte pflegten (Erholungsphase). Durch die körperliche Aktivität werden Adrenalin und Cortisol abgebaut und der Parasympathikus (zuständig für Entspannung und Erholung) wird aktiviert. Viele Menschen versuchen, durch Bewegung Stress auszugleichen und abzubauen. Wenn wir aber schon am Rande der eigenen Leistungsgrenze angekommen sind, dann kann Sport, Training oder allgemein Bewegung den Stress noch verstärken, besonders wenn sie leistungsorientiert ausgeführt wird. Bewegung aus Freude macht gesünder und glücklicher, erhöht die Lebenserwartung und fördert die geistige Gesundheit (siehe Seite 202). Erzwungene oder aus Druck heraus entstehende Bewegung dagegen belastet den Körper zusätzlich.

Die letzte Phase des Stressabbaus ist auch eine Phase der sozialen Interaktion – eine Reaktion, die biologisch tief in uns verwurzelt ist. Soziale Unterstützung, Nähe zu anderen Menschen und insbesondere körperliche Berührungen (wie Umarmungen) führen zur Ausschüttung von Oxytocin, das auch als »Bindungshormon« oder »Kuschelhormon« bekannt ist. Oxytocin hat insofern eine beruhigende Wirkung auf das Nervensystem, da es die Aktivierung des Parasympathikus fördert und so hilft, das Gleichgewicht nach einer Stressreaktion wiederherzustellen.

Das erklärt, warum Menschen nach stressigen Erlebnissen oft das Bedürfnis haben, mit nahestehenden Personen zu sprechen oder körperliche Nähe zu suchen. Denn das hilft tatsächlich, die Stressreaktion vollständig abzuschließen. Wenn der Stressor beseitigt ist oder als nicht mehr bedrohlich wahrgenommen wird, beruhigt sich das Nervensystem und der Körper kehrt in seinen »neutralen« Zustand zurück. Fehlende soziale Bindungen hingegen können das Stressniveau erhöhen. Wir sind zwar immer vernetzter, haben aber immer weniger tiefgehende Beziehungen zueinander. Evolutionär waren wir darauf angewiesen, in sehr engen Gemeinschaften zu leben, was Sicherheit und emotionale Stabilität brachte. Es gibt mittlerweile unzählige Studien, wie wichtig soziale Verbindungen für das Wohlbefinden und die Gesundheit sind.[182–185]

Kann im Körper hingegen über längere Zeit keine Entspannungsreaktion eintreten, kann das sowohl unsere Psyche als auch unseren Körper und unser Verhalten beeinflussen und zu gesundheitlichen Problemen wie Bluthochdruck, Herzkrankheiten, Depressionen und Schlafstörungen führen. Vereinfacht gesagt, ist die normale Stressreaktion: erschrecken, davonlaufen/kämpfen, entkommen/besiegen, zwischenmenschlichen Kontakt suchen und sich dabei erholen und am Ende ganz entspannt einschlafen. Wenn das nur so einfach wäre! Kann sein, dass ich zu wenige Leute kenne, aber ich kann an einer Hand die Personen aufzählen, die von sich sagen, (fast) immer ausreichend und erholsam zu schlafen. Dabei ist Schlaf wahrscheinlich der Faktor, dessen Einfluss auf Gesundheit und Wohlbefinden am meisten unterschätzt wird.

Wie schlechter Schlaf Stress fördert

Die Wissenschaft ist sich immer noch uneinig, warum Menschen überhaupt schlafen. Sicher ist, dass Schlaf lebensnotwendig ist und niemand auf ihn verzichten kann. Im Schlaf verarbeitet der Körper die Informationen des Tages, regeneriert und entspannt.[186, 187] Schläfst du über einen längeren Zeitraum zu wenig oder nicht gut, fehlt dieser »Reset«. Du wirst anfälliger für Stressoren aller Art und deine Leistungsfähigkeit lässt nach.[188, 189] Schlaf dient der körperlichen Regeneration (u. a. der Ausschüttung von Wachstumshormonen), der Verarbeitung der täglichen Erlebnisse (u. a. der Übertragung zwischengespeicherter Erinnerungen ins Langzeitgedächtnis), der Verknüpfung und Verfestigung von Gelerntem und dem Vergessen von Unwichtigem, der Stärkung des Immunsystems und dem Abbau schädlicher Stoffe im Körper.

Schlechter Schlaf wird assoziiert mit einer erhöhten Entzündungstätigkeit im Körper, einer verringerten Insulinsensitivität, einem erhöhten Cortisolspiegel, einer Beeinträchtigung der körperlichen und geistigen Leistungsfähigkeit, Reizbarkeit, Stimmungsschwankungen, Gedächtnisstörungen, einem geschwächten Immunsystem und einem höheren Risiko für Erkrankungen wie Bluthochdruck, Stoffwechselstörungen, Diabetes, Herzerkrankungen, psychische Störungen und bestimmte Krebsarten.[190–193] Schlafmangel bringt außerdem die Hunger- und Sättigungshormone aus dem Gleichgewicht, sodass wir anfälliger werden für emotionsregulierendes Essen (siehe Seite 75).

Ich will dich an dieser Stelle gar nicht im Detail mit den klassischen Regeln für einen guten Schlaf langweilen. Die Herausforderung liegt für die meisten sowieso in der Umsetzung, denn die wichtigsten Punkte weißt du bestimmt längst: blaues Licht mindestens 2 Stunden vor dem Schlafengehen vermeiden, am besten immer etwa zur gleichen Zeit schlafen gehen, Koffein eher in der ersten Tageshälfte konsumieren und möglichst dunkel, ruhig und kühl schlafen.[194, 195] Vielen Menschen hilft auch ein Einschlafritual wie eine Entspannungsübung oder – in meinem Fall – einen seichten Liebesroman zu lesen, dessen schnulziges Happy End spätestens ab Seite 3 absolut voraussehbar ist.

Die meisten Menschen brauchen 7–9 Stunden Schlaf (einige etwas weniger, einige etwas mehr). Natürlich ist mir bewusst, dass manche Menschen nicht unbedingt einen Einfluss darauf haben, wie viel und wann sie schlafen können. Ich denke an Schichtarbeit, kleine Kinder, Haustiere, Pflegesituationen in der Familie, schnarchende Partner:innen, Lärm von außen etc. Wenn das auf dich zutrifft, dann kannst du hier im Rahmen deiner eigenen Möglichkeiten schauen, was du beeinflussen, wie du es dir am nächsten Tag leichter machen und, wo es geht, Schlaflosigkeit abfangen und deine Schlafqualität verbessern kannst.

Dafür möchte ich noch zwei Impulse mit dir teilen, die sich relativ leicht umsetzen lassen müssten. Eine ganz einfache Methode, einen guten Schlaf zu fördern, ist es, möglichst die ersten 30 Minuten nach dem Aufstehen raus an die Luft zu gehen und Tageslicht zu tanken (wenn es noch dunkel ist beim Aufstehen, wäre eine Tageslichtlampe eine Alternative). Dadurch stellt man seine innere Uhr und synchronisiert den zirkadianen Rhythmus, der sich durch das moderne Leben mehr als leicht durcheinanderbringen lässt.[196] Die zweite Sache wäre, Alkohol direkt vor dem Schlafengehen zu vermeiden. Viele Menschen meinen zwar, dass ihnen Alkohol beim Schlafen hilft. Alkohol macht zwar schläfrig, verhindert aber einen guten und erholsamen Schlaf.[197, 198] Er stört die natürliche Reihenfolge der Schlafphasen. Die Einschlafphase wird übersprungen und man fällt sofort in den Tiefschlaf, dem ein verkürzter REM-Schlaf folgt (das ist die Schlafphase, in der die Augen sich schnell unter den geschlossenen Lidern bewegen und wir am intensivsten träumen). Die Folge ist, dass sich der Körper nicht ausreichend regenerieren und erholen kann. Es braucht gar nicht den klassischen »Kater«, um am nächsten Tag unkonzentriert und erschöpft zu sein. Dieser Zustand wird noch dadurch gefördert, dass Alkohol dazu führt, dass man nachts häufiger aufwacht, stärker schwitzt und öfter zur Toilette muss. Was mir ganz wichtig ist: Es geht mir nicht darum, dir etwas zu verbieten. Ich kann dir nur Impulse geben und dir bestimmte Einflussfaktoren bewusst machen. So kannst du überlegen, wo du am leichtesten ansetzen kannst (siehe Seite 215) und wo deine Prioritäten liegen.

Was sind deine Prioritäten?

Prioritäten begegnen uns immer da, wo wir mehr als eine Option im Leben haben. Sowohl im Privatleben als auch im Beruf kann das Setzen von Prioritäten ein wichtiges Puzzleteil zu mehr Glück und Lebensqualität sein. Der Grund: Es hilft uns dabei, Ressourcen und Energie zu bündeln, passendere Entscheidungen für uns zu treffen und die eigenen Ziele zu erreichen. Prioritäten ändern sich naturgemäß im Laufe des Lebens. Daher ist es sinnvoll, wenn wir regelmäßig unsere Prioritäten anschauen und uns fragen: Was ist mir wirklich wichtig? Warum treffe ich Entscheidungen so, wie ich sie treffe? Was führt dazu, dass ich meine Ziele aus den Augen verliere oder ich sogar das Gefühl habe, sie zu sabotieren?

Je mehr wir diese Selbstreflexion üben und unseren Blick schärfen, umso bewusster nehmen wir unsere Prioritäten wahr. Die Frage nach den »richtigen« Prioritäten führt uns dabei aber oft auf die falsche Fährte. Ein »Richtig« oder »Falsch« und das damit einhergehende typische Schwarz-Weiß-Denken sind wie so häufig fehl am Platz. Vielmehr hängen unsere Prioritäten mit unseren Zielen zusammen und diese wiederum mit unseren Werten (siehe Seite 219). Wer sinnvoll Prioritäten setzen will, darf sich also zuerst mit den eigenen Wünschen und Bedürfnissen befassen – und mit der Frage, wie sich diese erfüllen lassen.

Bedürfnisorientierte Zeitgestaltung

Wenn du regelmäßig das Gefühl hast, dass du dich nicht auf das Wesentliche konzentrierst, dass du kaum vorwärtsgekommen bist oder wichtige Aufgaben liegen geblieben sind, können die Gründe vielschichtig sein. Falls du die Vermutung hast, dass bei dir »nur« ein suboptimales Zeitmanagement der Grund ist, kannst du folgende Methoden ausprobieren, mit denen du lernst, wichtige von unwichtigen Aufgaben zu unterscheiden, To-dos besser zu planen und Ergebnisse mit weniger Aufwand, aber dafür umso effizienter zu erreichen. Hier ein paar Vorschläge. Anleitungen findest du zuhauf, wenn du den jeweiligen Begriff in eine Suchmaschine deiner Wahl eintippst (siehe Abbildung 1).

Getting Things Done (GTD)

ALPEN-Methode **Ivy-Lee-Methode**

Eisenhower-Methode

Timeboxing **SMART-Methode**

Die 7 Wege zur Effektivität

ABC-Analyse **Pomodoro-Technik**

Drei-Stufen-Methode

Pareto-Prinzip **Bullet Journaling**

10-10-10-Methode

Abbildung 1: Zeitmanagement-, Organisations- und Priorisierungsmethoden

Es kann sehr sinnvoll sein, deinen Tag in Bereiche einzuteilen, die für bestimmte Aufgaben reserviert sind, anstatt zu versuchen, alles irgendwie gleichzeitig zu machen und dann kaum etwas auf die Reihe zu kriegen. Aber eventuell ist es für dich gar nicht der passende Ansatz, deine Zeit zu managen. Schließlich ist Zeit gar nicht richtig greifbar und höchst subjektiv. Oha, jetzt wird es ein bisschen philosophisch. Aber überleg doch mal, wie unterschiedlich lange sich 30 Minuten anfühlen können. Du hast Freund:innen zum Essen eingeladen und noch genau eine halbe Stunde Zeit, bis alle eintreffen. Der Tisch ist noch nicht gedeckt, die Schuhe liegen als Stolperfalle kreuz und quer im Eingangsbereich herum und dieser ist mit trockenen Blättern verziert, die gerade der Wind reingeweht hat, als du den Müll rausgebracht hast. Die Gläser sind angelaufen, du findest die passenden Servietten nicht und außerdem wolltest du noch deine vom Kochen bekleckerten Kleider wechseln. Vielleicht ist das bei dir anders, wenn Gäste kommen, und du bist ganz entspannt. Wenn du dich aber in der Schilderung wiedererkennst, wirst du mir sicher zustimmen, wenn ich sage: Die Zeit wird wie im Flug vergehen. Jetzt denk mal daran, wie es ist, in einem Vortrag zu sitzen, in dem die präsentierende Person den Weltrekord an Ähms pro Satz brechen will, während sie eine Folie nach der anderen wortwörtlich vorliest. (Allein die Vorstellung versetzt mich in den Winterschlaf.) Wie lang werden sich wohl hier die 30 Minuten anfühlen?

Manchmal ist die beste Strategie, Dinge loszulassen und aktiv zu entscheiden, wofür du deine kostbare Zeit und Energie aufwenden willst, anstatt immer mehr Aufgaben mit immer knapperen Ressourcen bewältigen zu wollen (siehe Seite 69). Nutze dabei ruhig alle Zeitmanagement-Tools, die dein Leben vereinfachen, aber überprüfe deine Haltung, mit der du an deine Zeitplanung rangehst. Ich spreche mittlerweile übrigens lieber von Zeitgestaltung und nicht mehr von Zeitmanagement. Zeit ist nicht unsere

Widersacherin, die es zu kontrollieren oder zu überlisten gilt. Sie kann vielmehr eine Stütze und Hilfe sein, dich auf das zu konzentrieren, was dich erfüllt und glücklich macht. Was viele Menschen davon abhält, ihre Zeit bewusst und erfüllend zu gestalten, sind Zeitdiebe. Was meine ich damit?

Zeit hast du genug, schütze deine Energie

Ich habe früher gerne den Satz gesagt: »Das letzte Mal langweilig war mir 2003.« Ehrlich gesagt habe ich keine Ahnung, warum ausgerechnet dieses Jahr immer herhalten musste. Was ich damit ausdrücken wollte: Ich war ein kleines Duracell-Häschen, das allem und jedem gerecht werden wollte und den ganzen Tag unter Strom stand. Kein Wunder, dass ich mich abends grundsätzlich so fühlte, als hätte bei mir jemand den Stecker gezogen. Mein Feierabend gestaltete sich dann oft aber weniger erholsam als erhofft. Es fiel mir unendlich schwer, runterzukommen, und anstatt bewusst etwas Schönes zu machen, wartete ich, bis alle im Bett waren und endlich Ruhe eingekehrt war. Dann saß ich stundenlang allein in der Küche, daddelte oder zockte auf dem Handy, scrollte durch Social Media oder schaute eine Serie nach der anderen. Das Ende vom Lied: Meine Nacht war zu kurz und ich startete schon übermüdet und gestresst in den nächsten Tag. Doch anstatt daraus zu lernen, wiederholte ich das Spiel am nächsten Abend.

Lange habe ich nicht verstanden, warum ich mich so verhielt, obwohl ich es doch eigentlich besser wusste, bis ich eines Abends (natürlich beim Scrollen und Daddeln) über den Begriff »Bedtime Procrastination« gestolpert bin.[199, 200] Diese »Schlafenszeit-Aufschieberitis« wird durch drei Faktoren definiert:

1. Das Schlafengehen wird verzögert, wodurch die Gesamtschlafzeit verkürzt ist.
2. Es gibt keinen triftigen (externen) Grund, länger aufzubleiben als beabsichtigt.
3. Die möglichen negativen Folgen des Schlafaufschubs sind bereits in dem Moment bewusst, in dem das Zubettgehen verzögert wird.

Besonders anfällig dafür scheinen Menschen zu sein, die allgemein zur Prokrastination neigen, die tagsüber kontinuierlichen Belastungssituationen ausgesetzt sind und/oder die neurodivergent sind.[201, 202] Falls auch du zum Schlafaufschub neigst, überlege dir nun, welche Funktion dieser für dich erfüllen könnte. Was bekommst du abends, während du deinen Schlaf aktiv verzögerst, was dir tagsüber fehlt? Für viele scheint der Schlafaufschub ein Versuch zu sein, die tagsüber fehlende Freizeit und Selbstbestimmung am Abend nachzuholen und den Stress und die Anspannung daraus loszuwerden. Aber statt Aktivitäten zu wählen, die das Leben wirklich bereichern und aktiv zur Erholung beitragen, bleiben wir oft an wenig anstrengenden Tätigkeiten mit kurzfristigem Belohnungswert und hohem Ablenkungspotenzial hängen. Die Klassiker: Essen, Handy, Serienmarathon – oder alles gleichzeitig. Die Folge sind ein schlechtes Gewissen und Selbstvorwürfe, was den Stress weiter verstärkt.

Doch nicht jede Person, die den Schlaf aufschiebt, hat auch wirklich ein Problem. Entscheidend ist der Leidensdruck und ob du in der Lage bist, morgens auszuschlafen oder den Schlaf zeitnah nachzuholen. Führt der Schlafaufschub zu erhöhtem Stress, Leistungseinbußen oder einer verminderten Selbstregulation, können folgende Impulse dir dabei helfen, die Bedtime Procrastination zu vermeiden:

- Schaffe (wenn möglich) tagsüber Raum für Pausen und schöne Momente, um gar nicht erst in die Situation zu kommen, abends verpasste Freizeit nachzuholen.
- Nimm dir (wenn möglich) nicht dauerhaft mehr vor, als du realistisch schaffen kannst (Stichwort Prioritäten in der Leistungsgesellschaft).
- Überlege dir eine schöne, aber auch realistische Abendroutine, auf die du dich freust und mit der du aktiv entspannen kannst.
- Falls du abends an Netflix, Social Media und Co. hängen bleibst, lege eine Uhrzeit fest, ab wann du die elektrischen Geräte weglegst, eine Zeitsperre fürs Handy einrichtest oder das WLAN abschaltest.
- Sag dir bewusst: »Um xy Uhr möchte ich im Bett liegen«, oder schreibe dir die Zeit sichtbar auf. Schätze ab oder stoppe ein paar Abende die Zeit, wie lange du brauchst, um dich bettfertig zu machen, und stell dir einen Wecker als »Startschuss«.

Aber auch, wenn du genug schläfst und trotzdem das Gefühl hast, dich tagsüber zu häufig ablenken zu lassen, ist es sinnvoll, dich zu fragen, welche Dinge dir tagsüber Energie rauben (siehe Tabelle 1). Sich klarzumachen, was die größten Zeitfresser im Leben sind, kann dabei helfen, bewusstere Entscheidungen zu treffen.

Typische Energieräuber	**Mögliche Energiespender**
Angst	Liebe
Stress	Lachen und Freude
Überforderung	Ausruhen/Pausen
Zu viel Arbeit	Kreative Aktivitäten
Zu wenig oder schlechter Schlaf	Ausreichend qualitativ hochwertiger Schlaf
Ständige Erreichbarkeit	Rituale der Selbstpflege

Typische Energieräuber	Mögliche Energiespender
Viel Bildschirmzeit	Zeit in der Natur
In der Vergangenheit leben	Etwas Neues lernen
Bestimmte Lebensmittel	Regelmäßiges und ausgewogenes Essen
Alkohol	Ausreichend Wasser trinken
Computer-/Handyspiele	Achtsamkeit und Meditation
Social Media	Zwischenmenschliche Beziehungen pflegen
Chaos und Unordnung	Ausmisten
Zu viel Sitzen	Bewegung
Pessimismus	Sonnenlicht
Groll	Dankbarkeit

Tabelle 1: Energieräuber versus Energiespender

Die Kunst, sich in die To-do-Liste hinein zu entspannen

Die Menschen, die Selbstfürsorge gut für sich umsetzen können, haben nicht unbedingt kleinere To-do-Listen oder weniger zu tun. Der Unterschied: Sie machen Dinge aus dem Sein heraus und nicht aus dem Funktionieren. Auch ihre To-do-Liste wird immer voll sein, aber sie können sie in Ruhe liegen lassen.

Ich habe bis vor Kurzem noch so etwas gesagt wie: »Ich mache doch schon alles, ich strenge mich so sehr an, aber es funktioniert trotzdem nicht.« Was ich erst lernen musste und immer noch übe: Der Schlüssel ist es, aufzuhören zu *machen*. Nehmen wir z. B. den Klassiker, das Schaumbad zur Entspannung. Wenn ich mir ein solches einlasse, weil das jetzt doch gut für meine Selbstfürsorge wäre (Achtung: Ich bin hier im Kopf!), dann »mache« ich auch Selbstfürsorge. Selbstfürsorge bedeutet aber, in sich hineinzufühlen. Nur so spüre ich, was ich brauche, und kann mir das nehmen – im Gegensatz dazu, etwas zu tun, weil es mir guttun *sollte,* denn das bringt mich nicht in die Entspannung.

Es geht bei der Selbstfürsorge also nicht nur darum, dass wir Ruhezeiten einbauen. Denn diese bringen wenig bzw. können sogar zu einem weiteren Stressfaktor werden, wenn wir ein unangenehmes Gefühl dabei haben, unproduktiv zu sein, oder wenn erst gar keine Entspannung aufkommen kann, weil der Wäschekorb überquillt, die Steuererklärung gemacht, der Keller aufgeräumt und der Kühlschrank auch mal wieder ausgewischt werden sollte (oder was sonst auf der To-do-Liste steht). Nur wenn in der Pause auch das Gefühl »Ich muss gerade nichts tun« entstehen darf, können wir wirklich entspannen.

Wenn es dir (besonders anfangs) schwerfällt oder dich überfordert, wirklich gar nichts zu tun, dann suche dir Aktivitäten, bei denen du zwar beschäftigt bist, die dir aber wirklich Freude machen und dir guttun (Ideen dazu siehe Seite 92). Denn auch eine fehlende Stimulation kann dysregulierend sein und der Punkt, an dem dein Gehirn unterfordert ist, ist höchst individuell. Paradoxerweise kann diese Unterforderung zu einem Gefühl der Überforderung führen, weil durch das Fehlen von Sinnesreizen oder sozialer Interaktion die eigene Regulation (z. B. Struktur finden, Entscheidungen treffen) erschwert wird. Klingt kompliziert? Letztlich zeigt es aber vor allem, wie stark unser Wohlbefinden von einem guten Gleichgewicht abhängt: weder zu viel noch zu wenig Input, weder ständiger Druck noch völlige Leere.

Es geht hauptsächlich darum herauszufinden, wo genau deine persönliche Balance zwischen »zu viel« oder »zu wenig« liegt, und dabei wird es dir helfen, wieder Zeit mit dir selbst zu verbringen ohne Ablenkungen wie Handy, Netflix, Social Media und Co. (Letzteres gerne bewusster einplanen). Die Ablenkungen ganz abzuschaffen, wäre weder realistisch noch zielführend, da sie (in bestimmten Momenten) einen Nutzen für dich haben. Wenn du aber schrittweise anfängst, dich wieder mehr mit dir selbst zu verbinden, werden deine Bedürfnisse immer erkennbarer und deine Selbstfürsorge ist bald nichts mehr, was du *erledigst*, sondern etwas, das du *spürst*. Jede Form der Achtsamkeit wird dir dabei helfen, weniger zu *machen* und mehr zu *fühlen*. Dadurch wirst du automatisch mehr Selbstfürsorge in deinen Alltag integrieren. Die To-do-Listen werden immer vorhanden sein. Die Kunst ist – und das ist Übungssache –, dich in diese hinein zu entspannen. Das bedeutet, dass du auf der einen Seite weißt: Ja, das alles wartet auf mich, und gleichzeitig weißt du aber auch, dass jetzt Feierabend ist. Frag dein System ganz bewusst: Kann ich mich jetzt hinsetzen und entspannen? Und wenn dein System Nein schreit, dann frag dich: Warum nicht? Ist das etwas, das aus mir kommt, oder kommt der Zwang von außen? Kann ich da mal hinspüren? Wie fühlt sich die Spannung im Körper an? Was passiert, wenn ich zunächst ganz bewusst die Spannung im Körper fühle, um sie dann aktiv loszulassen? Und nicht vergessen: Konzentriere dich auf die Bereiche, auf die du Einfluss hast und die du wirklich verändern kannst.

Endgegner Erschöpfung – nichts geht mehr!

Das ist alles schön und gut, aber manchmal fehlt schlicht und ergreifend komplett die Energie, um sich um die eigenen Bedürfnisse zu kümmern. Ich denke gerade an Erkrankungen wie Depressionen, Chronisches Fatigue-Syndrom, Long Covid, Schilddrüsenfehlfunktionen oder chronische Schmerzsyndrome, um nur mal ein paar wenige Beispiele zu nennen. Aber auch Menschen mit einer Neurodiversität oder Burnout können betroffen sein. Ein für neurotypische Menschen »ereignisloser« Tag kann sie sehr viel Anstrengung kosten – gerade wenn der Fokus darauf liegt, nicht aufzufallen, »normal« zu erscheinen oder Symptome zu verbergen, um gesellschaftlichen Erwartungen zu entsprechen. Chronische Erschöpfung kann ein erhebliches Hindernis für Selbstfürsorge sein, weil sie den physischen und mentalen Antrieb vermindert, gesundheitsfördernde Entscheidungen (oder überhaupt Entscheidungen) zu treffen. Wenn man erschöpft ist, fehlt oft die Energie, um sich aktiv um sich selbst zu kümmern, und man neigt dazu, schnelle Lösungen oder Verhaltensweisen zu wählen, die kurzfristig eine positive Wirkung für uns haben, aber langfristig noch mehr belasten können. Bei einer chronischen Erschöpfung erscheinen kleine Herausforderungen größer und die Fähigkeit, gut mit Stress umzugehen, sinkt. Das kann unbewusst dazu führen, dass man Selbstfürsorgepraktiken vernachlässigt, weil es in dem Moment gar nicht anders geht.

Grundlegende Aufgaben werden zu überwältigenden Herausforderungen

Bei chronischer Erschöpfung sind die körperlichen und mentalen Ressourcen oft so stark verbraucht, dass grundlegende Aufgaben wie Kochen, Einkaufen oder sogar einfache Hygienemaßnahmen zu überwältigenden Herausforderungen werden. Hier kommen Convenience-Produkte ins Spiel. Es wird jetzt endlich mal Zeit, die Schamgefühle abzulegen, wenn es um verarbeitete Lebensmittel geht. Auch eine Pizza im Tiefkühler zu haben, kann unter Umständen Meal Prep sein und Selbstfürsorge bedeuten – und das sage ich ganz selbstbewusst als Ernährungsfachkraft. Wer mir jetzt vehement widersprechen will, Sprüche klopft wie »Was ich kann, schaffst du auch« oder »Da muss man sich halt mal ein bisschen anstrengen«, darf an dieser Stelle gerne mal die eigenen Privilegien überprüfen. Für viele Menschen ist das Leben stressig genug. Es ist völlig in Ordnung, es sich so einfach zu machen wie möglich. Besonders wenn das bedeutet, regelmäßig und ausreichend zu essen. Das Stichwort hier ist: vereinfachen, Abkürzungen finden und Routinen etablieren. Sobald das geschafft ist, können wir uns um die Ernährungsqualität kümmern, wenn das dein Wunsch oder Ziel ist (siehe Seite 106) und z. B. die Tiefkühlpizza mit einem Beilagensalat noch genussvoller, sättigender, ballast- und nährstoffreicher gestalten.

Suche also gerne nach Möglichkeiten, die Essenszubereitung leichter zu gestalten. Dafür kann es hilfreich sein, sich eine Liste zu schreiben, welche Lebensmittel und Speisen du einfach und ohne großen Aufwand zubereiten kannst (auch das ist bereits Meal Prep). Optimalerweise gibt es in dieser Liste Optionen, die unter 10 Minuten dauern und keinen extra Einkauf erfordern. Wenn es dein Budget zulässt, zahle für Annehmlichkeiten. Das kann bedeuten, sich Mahlzeiten oder Lebensmittel liefern zu lassen, vorgeschnittene Produkte zu kaufen oder zu teilweise oder ganz zubereiteten Mahlzeiten zu greifen (auch hier gibt es mittlerweile sehr gute Tiefkühloptionen).

Vielleicht reicht die Grundenergie aber auch gerade so für die alltäglichen Aufgaben, aber es bleibt keine Kraft für zusätzliche Selbstfürsorge, Hobbys, Bewegung oder soziale Aktivitäten. Erschöpfung beeinträchtigt zudem die Fähigkeit, klar zu denken, zu planen und Prioritäten zu setzen (siehe Seite 82). Die sogenannten exekutiven Funktionen des Gehirns, die unter anderem für Selbstorganisation, Zielsetzung und Problemlösung zuständig sind, arbeiten dann weniger effizient. Das Planen und Umsetzen von Selbstfürsorgeaktionen erfordert kognitive Energie, die bei Erschöpfung fehlt. Die allgegenwärtige Reizüberflutung verstärkt die geistige Erschöpfung noch zusätzlich.

Bei chronischer Erschöpfung fällt es schwer, die Belohnung oder den positiven Effekt von Selbstfürsorge unmittelbar zu spüren. Dinge wie eine ausgewogene Ernährung oder regelmäße

Bewegung bieten oft erst langfristige Vorteile, während der kurzfristige Aufwand bei Erschöpfung als unverhältnismäßig anstrengend empfunden wird. Ist aber der direkte Nutzen nicht sofort spürbar, sinkt die Motivation noch weiter.

Chronische Erschöpfung beeinträchtigt häufig auch den Schlaf, und schlechter Schlaf führt wiederum zu noch größerer Müdigkeit und einer Verschlechterung der allgemeinen Erholung (siehe Seite 84). Dies schränkt die Fähigkeit ein, neue Energie zu tanken und die Bedürfnisse des eigenen Körpers wahrzunehmen – die Negativspirale spitzt sich weiter zu. Ohne ausreichende Erholung sind Menschen weniger in der Lage, die Selbstfürsorge als Priorität zu sehen oder umzusetzen. Menschen, die unter chronischer Erschöpfung leiden, haben oft negative Gedanken über sich selbst oder ihre Situation, wie »Ich bin zu müde, um das zu schaffen« oder »Es macht keinen Unterschied, wenn ich mich um mich kümmere«. Diese negativen Gedankenschleifen verstärken die Antriebslosigkeit und das Gefühl der Hilflosigkeit, was das Einleiten von Selbstfürsorgeaktivitäten noch schwieriger macht. Wie soll es bitte in einem solchen Zustand gelingen, sich zu organisieren und Routinen für gesunde Selbstfürsorge zu etablieren?

Setze dir kleine, erreichbare Ziele

Noch mal zur Erinnerung, weil es so wichtig ist: Wir können unsere eigene Lebensrealität nicht auf die anderer Menschen übertragen (und hier tappen wir Gesundheitsdienstleister:innen manchmal unbewusst in die Falle, da wir unsere Überzeugungen und Glaubenssätze nicht an der Praxistür ablegen, sondern mit in die Behandlung nehmen). Ein Tritt in den Hintern – selbst wenn er noch so gut gemeint ist – kann die Situation für eine chronisch erschöpfte Person noch verschlimmern. Wenn jemand in deinem inneren Kreis betroffen ist, ist es oft kontraproduktiv, die Person zu animieren, aktiv anzutreiben oder Erklärungen einzufordern.

Oft ist es besser, ohne Erwartungen für sie da zu sein, ihr Gesellschaft zu leisten (eventuell ohne zu reden) oder alltägliche Dinge wie Kochen, Einkaufen, Putzen etc. zu übernehmen, falls die Person einverstanden ist.

Falls du selbst betroffen bist oder dich in den Beispielen wiedererkennst, dann will ich dir in aller Deutlichkeit sagen: Du bist nicht faul und es ist auch nicht deine Schuld. Es ist wichtig, dass du dir bewusst machst, dass deine Erschöpfung real ist und nicht auf Bequemlichkeit zurückzuführen ist. Statt zu versuchen, alle Aufgaben perfekt zu bewältigen, kann es hilfreich sein, dich auf erreichbare Miniziele zu konzentrieren. Statt sofort große Veränderungen vorzunehmen (und dich direkt wieder zu überfordern), kannst du versuchen, kleine und machbare Selbstfürsorgepraktiken in deinen Alltag zu integrieren. Dies kann ein kurzer Spaziergang, eine kleine Atemübung oder das bewusste Essen einer Mahlzeit sein, die dir vielleicht jemand anderes kochen kann oder die du dir liefern lässt. Wenn du z. B. Snacks schon vorbereitet hast oder fertig kaufen kannst (wenn möglich, gerne ballaststoff- und/oder proteinreich, siehe Seite 124) oder es dir möglich ist, bestimmte Tage für Bewegung einzuplanen (eventuell in Gesellschaft), musst du nicht jedes Mal aktiv eine Entscheidung treffen, die zusätzliche Energie kostet.

Auch Routinen, die keine Willenskraft erfordern, können helfen. Versuche, wenn möglich, einfache und flexible Strukturen zu schaffen, die den Alltag erleichtern, wie feste Essenszeiten oder Pausen. Kleine Schritte sind oft leichter zu bewältigen, selbst wenn du erschöpft bist. Hole dir gegebenenfalls Unterstützung dafür und fange mit kleinen Veränderungen an. Eventuell brauchst du Medikamente oder musst anders bzw. besser eingestellt werden. Es ist wichtig, das möglichst zeitnah abzuklären, auch wenn der Arztbesuch viel Kraft kostet. Oft neigen wir dazu, uns selbst unter Druck zu setzen, auch wenn wir bereits erschöpft sind. Das Üben von

Selbstmitgefühl kann den Druck lindern, die Scham reduzieren und den Fokus auf die eigenen Bedürfnisse lenken.[203, 204] Zu dem Thema möchte ich dir besonders die Bücher von Kristin Neff und Brené Brown ans Herz legen.[205–208] Durch Selbstmitgefühl lernen wir, dass es in Ordnung ist, für unsere Bedürfnisse einzustehen, Grenzen zu haben, und dass Rückschritte ein natürlicher Teil des Lebens sind. So kannst du üben, aus einer Position der Stärke und des Verständnisses heraus zu agieren, anstatt dich durch Selbstkritik zu blockieren.

Spätestens jetzt dürfte klar sein, dass es keine Frage der Disziplin oder Willenskraft ist, wenn unsere Entscheidungen in Belastungssituationen impulsiver ausfallen, anstatt durchdacht und abgewogen zu sein. Zusätzlich schränken Stress und Erschöpfung die Verarbeitungskapazität des Gehirns ein, da es sich auf die unmittelbare Bewältigung der belastenden Situation konzentriert. Dadurch wird es schwieriger, komplexe Zusammenhänge zu analysieren oder die langfristigen Konsequenzen von Entscheidungen zu berücksichtigen – auch, was das Essen angeht. Besonders bei anhaltendem Stress, im Burn-out oder bei chronischer Erschöpfung ist die Gefahr groß, dass Stressessen zu einer regelmäßigen Bewältigungsstrategie wird und schlicht keine Energie mehr vorhanden ist, um noch ausgewogene, nährstoffreiche Mahlzeiten zuzubereiten. Wenn wir im »Funktionieren-Modus« sind, dann hält uns das davon ab, nachhaltige Veränderungen anzustoßen. Um überhaupt bedürfnisorientiert essen zu können und uns gut zu versorgen, ist es notwendig, mit uns selbst Schritt für Schritt in Verbindung zu gehen. Die Intuitive Ernährung schafft die erforderlichen Rahmenbedingungen dazu.

Teil 3
Intuitiv essen bei chronischen Erkrankungen

Intuitiv Essen leicht gemacht

»Du kannst die Wellen nicht aufhalten, aber du kannst lernen, auf ihnen zu surfen.«

Jon Kabat-Zinn

Im Gegensatz zu vielen Diäten, die auf kurzfristige Ergebnisse abzielen und schwer einzuhalten sind, ist die Intuitive Ernährung langfristig umsetzbar. Da es keine starren Regeln gibt, lässt sie sich an den Lebensstil, Vorlieben und sich ändernde Bedürfnisse anpassen. Vielmehr geht es darum, auf die Signale des Körpers zu hören, die eigenen Bedürfnisse zu erkennen und zu erfüllen und sich wieder mehr mit dem eigenen Körper zu verbinden.

Beobachtungsstudien zeigen, dass Menschen, die intuitiv essen, einen niedrigeren BMI aufweisen,[209, 210] eine bessere Ernährungsqualität haben,[211, 212] eine höhere Lebensqualität und größeres Wohlbefinden in Studien angeben,[213] ein geringeres Risiko für Essstörungen und Körperbildstörungen zeigen,[214] weniger Essanfälle erleben,[215, 216] ein positiveres Selbstbild und einen höheren Selbstwert haben und bessere Selbstfürsorge betreiben.[217] Das bedeutet jedoch nicht unbedingt, dass all diese Punkte eintreten werden, wenn jemand anfängt, intuitiv zu essen. Denn es ist nicht ganz klar, ob und an welcher Stelle diese Zusammenhänge kausal sind und welche individuellen Unterschiede bestehen (siehe Seite 46). Hinzu kommt, dass sich die Intuitive Ernährung auf so viele Bereiche des eigenen Lebens auswirkt, dass man irgendwann nicht mehr sagen kann, was letztendlich was positiv beeinflusst hat.

Die zehn Prinzipien des Intuitiven Essens

Im Jahr 1995 formulierten die Ernährungswissenschaftlerinnen Evelyn Tribole und Elyse Resch in ihrem Buch *Intuitive Eating* die *10 Prinzipien des Intuitiven Essens.*[218] Dazu gibt es ein Workbook, das mit Übungen und Reflexionen den praktischen Bezug zum eigenen Essverhalten herstellt.[219] Auch dies wurde 2024 auf Deutsch übersetzt und ist zusammen mit der aktualisierten Übersetzung von *Intuitiv Essen* erhältlich.[220, 221] Ich kann dir die Bücher wärmstens ans Herz legen. Darin findest du nicht nur eine ganze Menge Hintergrundwissen, sondern auch viele praktische Übungen. Damit du weißt, was dich beim Intuitiven Essen erwartet, fasse ich kurz die Ziele der zehn Prinzipien zusammen:

Prinzip 1: Lege deine Diätmentalität ab

Das Ziel des ersten Prinzips besteht darin, sich von der Vorstellung frei zu machen, dass Diäten der einzige Weg seien, um ein gesundes und glückliches Leben zu führen. Es geht darum, das ständige Streben nach Gewichtsverlust und die damit verbundenen, oft schädlichen Denkmuster und Verhaltensweisen zu hinterfragen und langfristig loszulassen. Nur ohne den Druck von Diäten und den Zwang, schlank(er) sein zu müssen, kann eine echte Verbindung zum eigenen Körper und den eigenen Bedürfnissen herstellt und langsame, nachhaltige positive Veränderungen angestoßen werden.

Prinzip 2: Ehre deinen Hunger

Ziel des zweiten Prinzips ist es, die natürlichen Hungersignale des Körpers wieder wahrzunehmen und darauf vertrauen zu lernen. Das hilft dabei, dem Körper regelmäßig die notwenige Energie zuzuführen, anstatt den Hunger zu ignorieren oder zu unterdrücken, was nach einer Weile des Hinauszögerns häufig in Phasen des Überessens oder Essanfällen endet. Es fördert eine gesunde, achtsame Beziehung zum Essen, die auf den individuellen, täglich wechselnden Bedürfnissen des Körpers basiert.

Prinzip 3: Schließe Frieden mit dem Essen

Ziel des dritten Prinzips ist es, dich dabei zu unterstützen, ein Leben frei von Essensängsten, Schuldgefühlen und ständigen Diätgedanken zu führen. Es hilft dabei, Regeln und Verbote beim Essen zu hinterfragen und sie aufzuheben, da Restriktion oft zu einem verstärkten Verlangen und schließlich zu Heißhungerattacken führen kann.

Prinzip 4: Sag der Essenspolizei den Kampf an

Ziel des vierten Prinzips ist es, sich der mentalen Regeln und kritischen und wertenden Gedanken rund ums Essen bewusst zu werden und sie langfristig abzulegen, da sie eine entspannte Beziehung zum Essen blockieren und Schuldgefühle fördern. Die »Essenspolizei« steht symbolisch für die gesellschaftlichen Regeln und Glaubenssätze, die vorgeben, was man essen sollte oder nicht.

Prinzip 5: Spüre die Sättigung

Ziel des fünften Prinzips ist es, sich wieder mit den natürlichen Sättigungssignalen des Körpers zu verbinden. Anstatt nach äußeren Regeln oder Diäten zu essen, geht es analog zu Prinzip 2 darum, achtsam auf die inneren Signale des Körpers zu hören und zu erkennen, wann der Körper gesättigt ist.

Prinzip 6: Entdecke den Genuss am Essen

Ziel des sechsten Prinzips ist es, Essen als Quelle von Freude und Genuss zu erleben, anstatt es nur als Mittel zur Nahrungsaufnahme oder als etwas, das mit Schuldgefühlen behaftet ist, zu sehen. Das Prinzip ermutigt dazu, Essen wieder als eine positive, nährende und freudvolle Aktivität zu sehen, anstatt es mit Stress, Kontrolle oder Bestrafung zu verbinden.

Prinzip 7: Begegne deinen Emotionen mit Freundlichkeit

Ziel des siebten Prinzips ist es, gesunde Strategien für den Umgang mit Emotionen zu finden. Es geht nicht darum, Emotionen grundsätzlich ohne Essen zu bewältigen, sondern Wege zu finden, besonders mit unangenehmen Gefühlen konstruktiv und auf liebevolle und achtsame Art umzugehen, ohne dass Essen die primäre oder einzige Bewältigungsstrategie ist oder bleibt (siehe Seite 75).

Prinzip 8: Respektiere deinen Körper

Das Ziel des achten Prinzips ist es, den eigenen Körper zu respektieren und ihm auf eine Weise zu begegnen, die Gesundheit und Wohlbefinden fördert. Es ermutigt dazu, auf die Bedürfnisse des Körpers zu hören und ihn durch Selbstfürsorge (siehe Seite 60) und gesundheitsfördernde Verhaltensweisen zu unterstützen.

Prinzip 9: Fühle bei Bewegung den Unterschied

Ziel des neunten Prinzips ist es, ein positives und achtsames Verhältnis zu körperlicher Bewegung zu entwickeln, indem man auf die körperlichen Empfindungen und Bedürfnisse vor, während und nach der Bewegung achtet. Anstatt körperliche Aktivität als Pflicht oder Mittel zum Kalorienverbrennen zu betrachten, geht es darum, Bewegung als etwas zu erleben, das Freude bereitet und Wohlbefinden und Gesundheit fördert.

Prinzip 10: Erhalte deine Gesundheit durch sanfte Ernährung

Das Ziel des zehnten Prinzips ist es, langfristig eine ausgewogene und flexible Ernährungsweise zu fördern, die die Gesundheit unterstützt, ohne strenge Regeln oder Perfektionismus zu benötigen. In der sanften Ernährung hat jedes Lebensmittel Platz. Es ermutigt dazu, sich auf die Gesamtheit der eigenen Ernährung zu konzentrieren, anstatt jede Mahlzeit einzeln zu bewerten. In der Anwendung des Prinzips verschiebt sich das Essverhalten mit der Zeit automatisch dahin, hauptsächlich nährstoffreiche Lebensmittel zu wählen, die den Körper gut versorgen, und gleichzeitig Genuss und Wohlbefinden zu fördern. Dieser Zustand, in dem die Wahl und Menge von Nahrung mit den Bedürfnissen des Körpers übereinstimmen, wird als Body-Food Congruence bezeichnet.

Es ist kein Zufall, dass die gesunde Ernährung an letzter Stelle steht. Denn wenn man noch sehr von der Diätmentalität gefangen gehalten wird, unter einem negativen Körperbild und fehlender Körperakzeptanz leidet oder wenn Regeln und Restriktionen die Ernährung bestimmen, kann eine Optimierung oder Anpassung der Ernährung sehr schnell dazu führen, wieder in alte Diätmuster mit allen negativen Begleiterscheinungen zurückzufallen. Damit eine Ernährungsweise wirklich die Gesundheit und das Wohlbefinden unterstützen kann, müssen zwei **Voraussetzungen** erfüllt werden:

- Erstens muss ausreichend gegessen werden, um dem Körper die Energie zur Verfügung zu stellen, die er tagtäglich braucht. An dieser Stelle geht ausnahmsweise mal Quantität vor Qualität, alles andere ist vorerst (!) nebensächlich. Erst dann, wenn der Körper ausreichend mit Energie versorgt ist, kann im nächsten Schritt überlegt werden, an welchen Stellschrauben noch gedreht werden kann, um die Nährstoffversorgung und Ernährungsqualität zu verbessern (falls das ein persönliches Ziel ist).
- Zweitens ist es wichtig, mit welcher Motivation und innerer Haltung eine Ernährungsumstellung erfolgt. Wenn man mit Stress, Druck und Kontrolle an die Sache rangeht, die anderen

Faktoren aber nicht stimmen, die man individuell beeinflussen kann, um die Gesundheit zu verbessern, dann wird selbst »die perfekte Ernährung« nicht viel bewirken können.

Noch einmal, weil es so wichtig ist: Die Intuitive Ernährung ist *keine Diät*, sondern eine bedürfnisorientierte Ernährungsweise, die von Selbstfürsorge motiviert ist. Ihr Ziel ist es *nicht*, vorsätzlich das Körpergewicht zu verändern.

Intuitiv essen ist nicht gleich intuitiv abnehmen

Leider wird im deutschsprachigen Raum die Intuitive Ernährung häufig mit intuitivem Abnehmen gleichgesetzt. Das widerspricht aber direkt dem ersten Prinzip. Niemand kann dir sagen, was mit deinem Gewicht passiert, wenn du anfängst, intuitiv zu essen. Wenn es doch jemand tut, dann ist die Chance sehr hoch, dass jene Person das Wording des Intuitiven Essens benutzt, um dir eine Diät zu verkaufen. Diese Angebote gibt es wie Sand am Meer. Es ist allein deine Entscheidung, ob du diese in Anspruch nehmen möchtest und ob sie für dich hilfreich sind oder nicht – aber es ist gut, wenn du diese als Intuitives Essen »verkleideten« Diäten und ihre Problematik erkennst.

Das Problem: Die Anbieter:innen picken sich häufig einzelne Prinzipien heraus, wie zum Beispiel bei der »Hunger-Sättigungs-Diät«, die oft als Intuitive Ernährung verkauft wird. Nur noch zu essen, wenn du hungrig bist, und aufzuhören, wenn du satt bist, wird der Intuitiven Ernährung aber nicht ansatzweise gerecht. Damit das Konzept der Intuitiven Ernährung wirklich funktioniert, kannst du dir die zehn Prinzipien wie Zahnrädchen vorstellen, die alle ineinandergreifen. Nimmst du nur ein Zahnrädchen heraus, dann funktioniert die ganze Maschinerie nicht mehr.

Für ein intuitives Essverhalten reicht es in der Regel auch nicht, sich einfach zu sagen: »Ich esse ab sofort, was ich will und worauf ich Lust habe«, und sich dann hauptsächlich von Fast Food und Süßigkeiten zu ernähren (was ich die »Social-Media-Version der Intuitiven Ernährung« nenne). Sich einfach nur die bedingungslose Erlaubnis zum Essen zu geben, ohne gleichzeitig auf die Signale des Körpers zu achten – oder diese sogar bewusst auszublenden –, nennt sich Cheat Day. Das ist nichts anderes als ein geplanter Essanfall und hat absolut gar nichts mit dem Intuitiven Essen zu tun. Beim Intuitiven Essen geht es nicht nur darum, Hunger und Sättigung zu spüren und sich grundsätzlich keine Lebensmittel zu verbieten, sondern u. a. auch darum, auf die Rückmeldungen des eigenen Körpers zu hören, ob ihm die Mahlzeit gutgetan hat, und dieses Körpergefühl in zukünftige Essensentscheidungen einzubeziehen.

Sollten wir wirklich alle Regeln beim Essen ablegen?

Die falschen Vorstellungen, die sich auch dank der sozialen Medien um die Intuitive Ernährung ranken, sind wahrscheinlich auch der Grund, warum es immer noch Ernährungsfachkräfte oder Mediziner:innen gibt, die sehr eindringlich vor ihr warnen. Sätze, die ich schon häufiger gehört habe, sind: »Es ist gefährlich, intuitiv zu essen«, »Wenn wir uns erlauben, alles zu essen, was wir wollen, dann werden wir dick«, oder »Wenn wir nicht Maß halten und das eigene Essverhalten zu einem gewissen Maß kontrollieren, dann essen wir nur noch ›ungesunde‹ Dinge und werden krank.« Das Ironische dabei ist: Ein kontrolliertes Essverhalten schafft oft erst die Basis für Essanfälle. Wenn wir auf etwas verzichten (oder nur eingeschränkt haben können), erhöht das nur den Reiz, es (im Übermaß) zu essen, wenn die Gelegenheit dazu besteht. Das nennt sich Verbotene-Frucht-Effekt.

Trotzdem kann ich die Denkweise, dass es gefährlich sei, alle Regeln beim Essen abzulegen, sehr gut nachvollziehen, weil ich früher ganz genauso gedacht habe. Ich möchte jetzt gar nicht versuchen, dich um jeden Preis vom Intuitiven Essen überzeugen, denn ich hoffe, das Konzept spricht für sich, sobald du es besser kennengelernt hast. Stattdessen möchte ich dir drei Denkanstöße geben: Erstens: Wir tendieren dazu, unsere eigene Lebensrealität auf andere zu übertragen, obwohl wir alle unterschiedlich sind. Nur, weil etwas für eine Person günstig ist, heißt das noch nicht, dass es für alle hilfreich ist. Zweitens: Es gibt mittlerweile Hunderte Studien, die die Vorteile eines Intuitiven Essverhaltens im Hinblick auf Gesundheit und Wohlbefinden zeigen. Das Konzept wird mittlerweile sogar in der Therapie von Essstörungen mit großem Erfolg eingesetzt.[140, 222] Drittens: Wir erzählen seit Jahrzehnten Menschen, was sie essen und was sie nicht essen sollen, und ackern an der Figur und Gesundheit mehrgewichtiger Menschen herum, ohne wirklich etwas zu bewegen. Wir streiten darüber, ob Dicksein ungesund ist, und zeigen mit dem Finger auf dicke Menschen. Beschämungen sind sowohl aus psychologischer als auch aus moralischer Sicht unangemessen. Sie sind nicht nur ineffektiv, sondern widersprechen auch einem achtsamen und respektvollen Umgang miteinander.

In einer Gesellschaft, in der der schlanke Körper als »der Bessere« angesehen wird, kann es extrem schwierig sein, ein positives Verhältnis zum Essen und zum eigenen Körper zu schaffen – besonders für mehrgewichtige Menschen, denen die eigenen Bedürfnisse »im Namen der Gesundheit« häufig abgesprochen werden. Wenn du mich fragst, ist es höchste Zeit für einen Neubeginn. Du kannst *heute* den Kampf aufgeben und dich direkt auf gesunde Verhaltensweisen konzentrieren, ohne weiterhin den Umweg über das Gewicht zu nehmen. Die Entscheidung triffst allein du.

Die neue Freiheit beginnt jetzt

Zumindest in diesem Buch ist das Motto »*Hinzufügen statt verzichten*«. Mir geht es darum, deinen Speiseplan und damit dein Leben zu bereichern, es dir einfacher zu machen, ausgewogen und abwechslungsreich zu essen, und eine neue Art der Leichtigkeit in dein Essverhalten zu bringen. Natürlich ist eine Überlegung hinter dem Dazunehmen auch, dass du andere Dinge, die dir nicht so guttun, mit der Zeit weniger isst, deine Lebensmittelauswahl ausgewogener wird oder Essanfälle aufhören. Eventuell ändert sich auch langfristig dein Körpergewicht. Das steht aber nie im Fokus und es ist überhaupt nicht schlimm, wenn anfangs erst einmal gar nichts passiert.

Egal, wo du gerade stehst: Du arbeitest mit dem, was ist und was du hast, und konzentrierst dich ausschließlich auf Fülle und Genuss. Je wohlwollender und mitfühlender du mit dir in diesem Prozess umgehst, umso besser kannst du die positiven Veränderungen unterstützen.

Zwei Dinge gleich vorneweg: Es gibt kein Patentrezept für »die beste« Ernährung bei chronischen Erkrankungen. Wenn jemand Versprechen macht, die zu schön sind, um wahr zu sein, dann sind sie es wahrscheinlich auch. Sei besonders vorsichtig bei allen Arten von Extremen und frage dich ganz konkret:

- Ist diese Idee wirklich alltagstauglich, auch wenn mir das Leben dazwischenkommt?
- Kann ich mir vorstellen, das in fünf Jahren immer noch so zu machen?
- Steht das im Einklang mit meinen Bedürfnissen?
- Fördert das mein emotionales Wohlbefinden und trägt es zu meiner inneren Stabilität bei?

Eine positive, nachhaltige und gesunde Ernährungsumstellung beantwortet alle vier Fragen mit Ja, die Intuitive Ernährung sowieso. Die beste Chance, um wirklich nachhaltig deine Gewohnheiten und Routinen positiv zu beeinflussen, ist es, in deinem ganz eigenen Tempo einen Schritt nach dem anderen zu machen und eine Kleinigkeit nach der andern zu verändern (siehe Seite 215). Zugleich kannst du daran arbeiten, eine positivere Einstellung zum Essen aufzubauen, und üben, auf innere Signale wie Hunger und Sättigung zu vertrauen. Konzentriere dich auf die Zusammenstellung deiner Mahlzeiten und gestalte sie, wann immer es für dich möglich ist, abwechslungsreich, nährstoffreich, sättigend und lecker. Wenn das nicht klappt, begegne dir mit ganz viel Mitgefühl und Verständnis. Frage dich, was du brauchst, damit es das nächste Mal besser funktioniert.

Du musst weder Lebensmittel weglassen noch einzelne Mahlzeiten streng überwachen. Alle Lebensmittel dürfen Teil einer gesunden und ausgewogenen Ernährung sein. Und doch gibt es bei chronischen Erkrankungen einiges zu beachten, was die Ernährung angeht. Die Stoffwechselvorgänge und Zusammenhänge zwischen einzelnen Erkrankungen zu verstehen, kann dir dabei helfen, die passenden Stellschrauben für dich zu finden, an denen du ganz leicht drehen kannst, um deine Gesundheit und dein Wohlbefinden zu verbessern, ohne gleich wieder in die Diätspirale abzurutschen. Da Insulin nicht nur beim Diabetes eine wichtige Rolle spielt, sondern bei vielen chronischen Stoffwechselerkrankungen, fangen wir mit der Insulinresistenz und dem Diabetes Typ 2 an.

Insulinresistenz und Diabetes Typ 2

Im Gegensatz zum Diabetes Typ 1, bei dem eine Autoimmunerkrankung die insulinbildenden Zellen in der Bauchspeicheldrüse zerstört, geht beim Diabetes Typ 2 eine Insulinresistenz der Erkrankung voraus. Aber nicht jeder Mensch mit Insulinresistenz entwickelt auch einen Diabetes. Ein Diabetes Typ 2 manifestiert sich schätzungsweise pro Jahr bei ca. 5–10 Prozent der Menschen mit gestörter Glukosetoleranz.[223–225] Die Insulinresistenz wird gelegentlich auch als »Prädiabetes« bezeichnet. Der Begriff ist jedoch aus zwei Gründen umstritten: Erstens: Viele Menschen mit »Prädiabetes« entwickeln niemals einen Diabetes. Zweitens: Der Begriff könnte implizieren, dass keine Krankheit vorliegt und deshalb auch keine Intervention nötig sei. Der in meinen Augen passendere Begriff, den ich auch hier im Buch verwenden werde, ist Insulinresistenz oder gestörte Glukosetoleranz. Im Anfangsstadium sind bei der Insulinresistenz keine oder nur wenige unspezifische Symptome erkennbar, beispielsweise …

- allgemeines Unwohlsein und Abgeschlagenheit,
- plötzliche unerklärliche Gewichtszunahme, besonders in der Bauchregion,
- ein ungewöhnlich starkes Hungergefühl,
- großer Appetit auf Süßigkeiten,
- Heißhungerattacken,
- Schwindel oder Zittern nach den Mahlzeiten,
- ein starkes Durstgefühl und starker Harndrang (Polyurie),

- häufige Hautinfektionen und Hautirritationen,
- chronische Pilzinfektionen.
- Dunkle, samtige Hautflecken im Nacken oder in Hautfalten (Leiste, Achseln, Knie- oder Ellenbeugen) können ebenfalls ein Hinweis sein (Pseudoacanthosis nigricans).

Wird die Insulinresistenz nicht behandelt, können sich chronisch hohe Blutzucker- und Insulinspiegel manifestieren und die Erkrankung kann weiter fortschreiten zu einem Diabetes Typ 2 (siehe Seite 114, Tabelle 2). Die anhaltende Überlastung der Bauchspeicheldrüse führt dann langfristig zur Schädigung ihres Gewebes. Die Insulinspiegel sinken wieder, da es die geschädigte Bauchspeicheldrüse nicht mehr schafft, ausreichend Insulin zu produzieren. Die Blutzuckerspiegel sind damit weiterhin erhöht oder steigen noch weiter. Wird der Diabetes Typ 2 nicht behandelt, kann diese sogenannte Hyperglykämie zu Schäden an verschiedenen Geweben und Organen führen. Diese werden diabetische Komplikationen genannt.

Menschen mit gut eingestelltem Diabetes Typ 2 können eine nahezu normale Lebenserwartung erreichen, insbesondere wenn die Erkrankung frühzeitig diagnostiziert wurde, der Blutzuckerspiegel über lange Zeit gut eingestellt ist und sie einen gesundheitsfördernden Lebensstil haben. Die richtige Einstellung des Diabetes durch Medikamenteneinnahme, eine ausgewogene Ernährung, regelmäßige Bewegung und kontinuierliche ärztliche Überwachung kann viele der Komplikationen, die mit Diabetes verbunden sind, verhindern oder zumindest verzögern. Im Stadium der Insulinresistenz ist die Chance auf Heilung noch sehr gut.

Für die Diagnose der Insulinresistenz und des Diabetes Typ 2 gibt es national und international unterschiedliche Kriterien (siehe Seite 114, Tabelle 2). Gebräuchlich sind folgende Tests:

- Nüchternblutglukose
- Oraler Glukosetoleranztest (oGTT)
- HbA1c (»Langzeitblutzucker«)
- HOMA-Index (Abschätzung der endogenen Insulinresistenz)

Der Goldstandard für den Ausschluss oder die Bestätigung der Diagnose eines manifesten Diabetes Typ 2 ist der orale Glukosetoleranztest (oGTT). Der HOMA-Index wird aus den Blutwerten Nüchternblutglukose und Nüchterninsulin mithilfe einer speziellen Formel berechnet (selten in der Routinediagnostik, sondern eher in der Forschung und in Studien).

	Unauffälliger Glukosestoffwechsel	*Gestörter Glukosestoffwechsel (Insulinresistenz)*		*Manifester Diabetes mellitus Typ 2*
Nüchternblutglukose	< 100 mg/dl	100–125 mg/dl*		≥ 126 mg/dl*
2-Stunden-Wert im oralen Glukosetoleranztest	< 140 mg/dl	140–199 mg/dl*		≥ 200 mg/dl*
HbA1c-Konzentration	< 5,7 %	5,7–6,4 %		≥ 6,5 %
	Insulinresistenz unwahrscheinlich	*Hinweis auf mögliche Insulinresistenz*	*Insulinresistenz wahrscheinlich*	*Durchschnittswert bei Diabetes Typ 2*
HOMA-Index	< 2,0	2,0–2,4	2,5–5,0	> 5,0

* Achtung: Bei einem Schwangerschaftsdiabetes gelten andere Werte. Kein Wert oder Symptom für sich allein ist aussagekräftig oder lässt auf die Schwere der Erkrankung schließen.

Tabelle 2: Diagnostische Kriterien für Insulinresistenz und Diabetes Typ 2[226] und HOMA-Index.

Wie wirkt Insulin?

Das Hormon Insulin ist nicht nur, wie oft angenommen, am Zuckerstoffwechsel beteiligt, sondern es mischt auch kräftig im Protein- und Fettstoffwechsel mit. Das erklärt teilweise die Zusammenhänge zwischen einzelnen chronischen Erkrankungen und auch, warum eine Insulinresistenz das Risiko für weitere Erkrankungen, sogenannte Komorbiditäten, erhöhen kann (siehe Seite 167). Insulin wird in den Beta-Zellen der Langerhans-Inseln in der Bauchspeicheldrüse (Pankreas) gebildet. Ein steigender Blutzuckerspiegel ist dabei das bedeutendste Signal an die Bauchspeicheldrüse, Insulin auszuschütten.

Das Insulin wird von dort in den Blutkreislauf abgegeben und gelangt so zu den Körperzellen, insbesondere zu Leber-, Muskel- und Fettzellen, wo es seine Wirkung entfaltet. Dafür dockt es an den Insulinrezeptor der jeweiligen Zelle an. Durch ein Signal (genauer gesagt eine Signalkaskade) im Inneren der Zelle öffnet sich der Glukosetransporter, sodass die Glukose aus dem Blut in die Zelle gelangen kann. Vielleicht kennst du auch das folgende Bild: Insulin wirkt wie eine Art Schlüssel, der die Tür zur Zelle aufschließt und es der Glukose ermöglicht, aus dem Blut in die Zelle einzutreten. Ziel des Ganzen ist, die Blutglukosekonzentration zu senken und Glukose zur Energiegewinnung in der Zelle bereitzustellen.

Auch wenn ein steigender Blutzuckerspiegel der wichtigste Sekretionsreiz für Insulin ist, übt ein Konzentrationsanstieg von freien Fettsäuren und Aminosäuren im Blut nach einer Mahlzeit ebenfalls einen schwachen fördernden Reiz auf die Insulinsekretion aus. Diese Tatsache wird auch als Grund angegeben, warum beim Intervallfasten auf jegliche Nahrung verzichtet werden soll (auch auf die Milch im Kaffee), um zu vermeiden, dass die Insulinproduktion angeregt wird.

Das ist aber so nicht ganz richtig. Der Stoffwechsel unseres Körpers funktioniert nämlich nicht wie ein System mit festen An- und Ausschaltern, sondern als dynamisches Netzwerk, in dem Prozesse kontinuierlich und fließend ineinander übergehen. Auch wenn du nüchtern bist, wird ständig eine kleine Menge Glukose von der Leber ins Blut abgegeben, um den Energiebedarf des Körpers, besonders des Gehirns, zu decken und lebenswichtige Prozesse wie Atmung und Herzschlag aufrechtzuerhalten. Insulin hilft dabei, diesen Prozess fein abzustimmen, damit der Blutzuckerspiegel nicht zu stark ansteigt und die Glukose in der Zielzelle eintreten kann und dort für die Energiegewinnung zur Verfügung steht. Der Körper schüttet daher auch im nüchternen Zustand kontinuierlich etwa alle 3–6 Minuten eine gewisse Menge Insulin aus. Dieser Grundbedarf des Körpers, der unabhängig von den Mahlzeiten ist, macht mehr als die Hälfte der täglichen Insulinsekretion aus.

Insulin spielt aber noch weitere wichtige Rollen im Körper. Es steuert die Speicherung von Fett und die Hemmung des Fettabbaus und wird daher auch als anaboles Hormon oder »Speicherhormon« bezeichnet. Insulin stimuliert zudem die Aufnahme von Aminosäuren in die Zellen, insbesondere in Muskelzellen, und fördert dadurch die Proteinsynthese. Das unterstützt den Muskelaufbau und die Geweberegeneration.

Leider wird Insulin oft einseitig im Zusammenhang mit Insulinresistenz oder Gewichtszunahme erwähnt, und das vermittelt ein verzerrtes Bild. Es ist ein Missverständnis, dass Insulin grundsätzlich negativ zu bewerten sei und seine Ausschüttung möglichst gering gehalten werden müsse, nur weil es in bestimmten Kontexten, wie bei der Insulinresistenz, zu Problemen führen kann. Insulinresistenz ist ein Zustand, bei dem die Zellen des Körpers weniger empfindlich auf Insulin reagieren, da die Signalübertragung in der Zelle gestört ist. Insulin dockt dann zwar an den

Insulinrezeptor an, die Signalkaskade im Inneren der Zelle wird aber nicht ausgelöst und die »Türen« für die Glukose bleiben zu. Die Zelle reagiert also weniger empfindlich auf Insulin und es wird mehr Insulin gebraucht, um dieselbe Wirkung zu erzielen. In diesem Zusammenhang wird Insulin oft als »Feind« dargestellt, den es zu vermeiden gilt. Dies ist jedoch eine Vereinfachung und Fehlinterpretation der biochemischen Abläufe im Körper. Es wäre hilfreicher, Insulin als Substanz innerhalb eines komplexen und notwendigen Stoffwechselprozesses zu betrachten, die weder gut noch schlecht ist, sondern einfach ihre Aufgaben erfüllt.

Was verursacht eine Insulinresistenz und Diabetes Typ 2?

Seit mehreren Jahrzehnten diskutieren Diabetes-Forschende ihre Version der Henne-oder-Ei-Frage: Was kommt zuerst, die Insulinresistenz oder der erhöhte Insulinspiegel? Die vorherrschende Hypothese ist seit Langem, dass die Zellen zuerst insulinresistent werden und der Blutzuckerspiegel nicht mehr so effektiv gesenkt werden kann (so habe ich das beispielsweise auch im Studium gelernt). Als Antwort darauf beginnt die Bauchspeicheldrüse, mehr Insulin auszuschütten, um die Glukose wieder effektiver in die Zellen zu bekommen. Immer mehr Studien der letzten Jahre stützen jedoch die gegenteilige Idee: dass zuerst die Insulinproduktion ansteigt, bevor die Zellen eine Insulinresistenz entwickeln.

Eine Metaanalyse aus dem Jahr 2021 gibt Hinweise darauf, dass der hohe Insulinspiegel einer Gewichtszunahme vorausgeht.[227] Die Forschenden werteten die Daten von 5.603 Personen in 112 Kohorten aus 60 Studien aus und kamen zu dem Schluss, dass die Teilnehmenden einen erhöhten Insulinspiegel hatten, bevor ihr BMI anstieg – und nicht umgekehrt. In die gleiche

Kerbe haut auch eine gepoolte Analyse von fünf Längsschnitt-Kohortenstudien aus dem Jahr 2012, die zu dem Schluss kam, dass ein höheres Körpergewicht eine Art Schutzeffekt aufweisen könnte.[228] Sie untersuchten 2.625 Studienteilnehmende mit einem neu diagnostizierten Diabetes Typ 2 und beobachteten, dass das Sterberisiko von laut BMI-Definition »normalgewichtigen« Menschen zum Zeitpunkt des Auftretens des Diabetes Typ 2 doppelt so hoch war als das von mehrgewichtigen Diabetes-Patient:innen (siehe Seite 45).

Viele Forschende und Ärzt:innen glauben, dass ein hohes Körpergewicht den Stoffwechsel aus dem Gleichgewicht bringt und dadurch eine Insulinresistenz und im schlimmsten Fall einen Diabetes Typ 2 »verursacht«. Bei einer gewichtszentrierten Denkweise ist naheliegend, dass daraus der Umkehrschluss gezogen wird, dass »einfach nur« das hohe Körpergewicht behandelt werden muss, um die Insulinresistenz und den Diabetes in den Griff zu bekommen. Aber was, wenn es genau andersherum ist und zuerst der Stoffwechsel in Schieflage gerät und die Gewichtszunahme nur die Folge ist? Was, wenn die Gewichtszunahme eine Bewältigungsstrategie des Körpers ist, um den entgleisten Stoffwechsel und die Insulinresistenz aufzufangen und Schlimmeres zu verhindern?

Auf der anderen Seite scheint ein hohes Körpergewicht eine Insulinresistenz indirekt zu verstärken. Eine schwedische Studie aus dem Jahr 2021 zeigt zwar ebenfalls, dass es erst zu einem Insulinanstieg kommt, bevor die Zellen eine Insulinresistenz entwickeln.[229] Als Grund für den Insulinanstieg werden freie Fettsäuren (FFA) vermutet. Selbst bei einem normalen Blutzuckerspiegel lösen hohe FFA-Werte im Blut am Morgen nach dem Aufwachen eine gesteigerte Insulinausschüttung aus.[230] Die Menge der zirkulierenden freien Fettsäuren im Blut wird nicht nur durch die Ernährung, den Energiebedarf und körperliche Aktivität beeinflusst, sondern ist auch eng mit dem Körpergewicht verknüpft, was bedeutet: Mehr Fettgewebe führt auch zu mehr Fettsäuren im Blut (siehe Seite 152). Aber rechtfertigen diese widersprüchlichen Erkenntnisse, mehrgewichtigen Patient:innen mit Insulinresistenz und Diabetes Typ 2 generell eine Gewichtsreduktion zu empfehlen?

Was hilft bei Insulinresistenz und Diabetes Typ 2?

Ohne Frage, eine kurzfristige Gewichtsreduktion wird auch eine kurzfristige Verbesserung der Gesundheitsparameter bewirken. Doch wie steht es um die langfristige Umsetzbarkeit der Empfehlungen und das nachhaltige positive Outcome? Um aus der aktuellen Leitlinie der Deutschen Diabetes Gesellschaft zu zitieren:[231] »*Allerdings gelingt eine nennenswerte, langfristige Gewichtsabnahme nur wenigen Patienten. Bislang existieren kaum Konzepte, die langfristig strukturiert und explizit auf die Stabilisierung eines verminderten Körpergewichts nach initialer Gewichtsreduktion fokussieren.*« Die Erkenntnis, dass Diäten nicht funktionieren, ist nicht nur wissenschaftlich belegt, sondern auch durch Erfahrungswerte längst bestätigt. Es ist mir ein Rätsel, warum eine vorsätzliche Gewichtsabnahme von Fachgesellschaften immer noch empfohlen wird. Denn um weiter aus der Leitlinie zu zitieren: »*In welchem Umfang die in den meisten Studien angestrebte und letztlich erzielte Gewichtsreduktion tatsächlich effektentscheidend, also notwendig ist, ist nicht abschließend geklärt. Auch Ernährungsmodifikationen ohne Gewichtsreduktion erzielen mitunter deutliche Verbesserungen.*«

Selbstverständlich kann es sich positiv verselbstständigen, wenn Menschen mit chronischen Erkrankungen vorsätzlich Gewicht verlieren wollen. Es gibt sicher Diäten oder Diätversuche, die zu einem gesünderen Lebensstil führen. Für andere Menschen kann ein starker Fokus auf Gewichtsabnahme langfristig zu einem belastenden Kreislauf führen: Phasen von Hungern und Überessen wechseln sich ab, begleitet von extremem Sportdrang oder völliger Bewegungsvermeidung, was oft mit Selbstzweifeln, Schuldgefühlen und Scham einhergeht – besonders bei Menschen mit einer langen Diätgeschichte. Sich auf einen Gewichtsverlust zu fokussieren, ist für viele mehrgewichtige Patient:innen mit Insulinresistenz und Diabetes Typ 2 keine realistische Primärstrategie für langfristig verbesserte Blutzuckerwerte.[232] Das vorrangige Ziel bei Insulinresistenz und Typ-2-Diabetes ist, den Blutzuckerspiegel zu stabilisieren und die Insulinsensitivität zu verbessern – und das geht auch ohne Diät.[233] In der gewichtsneutralen Ernährungstherapie konzentrieren wir uns daher auf ein gesundes Essverhalten, eine adäquate Energieaufnahme, regelmäßige Bewegung, ein effektives Stressmanagement und einen guten, erholsamen Schlaf.

Damit will ich nicht sagen, dass Essen unwichtig ist, im Gegenteil. Ernährung ist bei einer gestörten Glukosetoleranz eine kraftvolle Stellschraube. Darauf gehen wir gleich im Detail ein (siehe Seite 123). Damit diese Schraube sich aber gut drehen lässt, ist es wichtig, sich das Drumherum gut anzuschauen. Wichtig: Es geht nicht darum, sofort alles direkt und perfekt umzusetzen, sondern darum kennenzulernen, wie *überhaupt* Einfluss genommen werden kann. Auf dieser Basis lässt sich dann entscheiden, welche dieser Maßnahmen momentan zum eigenen Leben passt.

Bewegung verbessert die Insulinsensitivität

Bewegung verbessert die Insulinsensitivität auf mehreren Ebenen. Diese Effekte erstrecken sich insbesondere auf Muskelzellen, Fettzellen und Leberzellen, da – wie wir schon wissen – Insulin hauptsächlich dort seine Wirkung entfaltet.[234–238] Eine der wichtigsten Effekte von Bewegung ist die einfachere Aufnahme von Glukose in die Muskelzellen – ohne dass Insulin überhaupt benötigt wird. Während des Trainings ist der Energiebedarf der Muskeln erhöht. Damit leichter Glukose aus dem Blut direkt in die Zellen gelangen kann, schickt die Zelle mehr Glukosetransporter, sogenannte GLUT4, an die Zelloberfläche der Muskelzellen.[239] Diese Transporter brauchen Insulin nicht als »Schlüssel«, sodass Glukose insulinunabhängig aus dem Blut direkt in die Muskelzellen aufgenommen wird. Dieser Effekt tritt bei körperlicher Aktivität sofort ein und hält auch nach dem Training für mehrere Stunden an.[240, 241]

Regelmäßige Bewegung verbessert aber auch die Insulinsignalwege innerhalb der Zelle.[242, 243] Dadurch arbeiten die Insulinrezeptoren effizienter (die Signalübertragung in der Zelle funktioniert besser und die »Türen« gehen dadurch schneller und leichter auf), sodass weniger Insulin nötig ist, um die gleiche Menge Glukose in die Zellen zu transportieren. Bewegung stimuliert zudem ein zentrales Enzym, das den Energiestatus der Zelle überwacht und reguliert: die AMP-aktivierte Proteinkinase (AMPK).[244, 245] Sie fördert beispielsweise die Bildung neuer Mitochondrien, der »Kraftwerke« der Zellen. In den Mitochondrien wird u. a. Fett zur Energiegewinnung verbrannt. Je aktiver die Mitochondrien sind, desto effizienter kann Fett sowohl unter körperlicher Belastung als auch in Ruhe als Brennstoff genutzt werden – ein Zeichen für einen gut funktionierenden Fettstoffwechsel.[246] Viszerales Fett, das sich im Bauchbereich um die inneren Organe ansammelt, und Fett, das der Körper in Organen wie Leber, Herz und Muskeln einlagert (die normalerweise keine größere Menge Fett speichern), werden bevorzugt als Energiequelle genutzt, was sich positiv auf die Gesundheit auswirken kann.[247, 248] AMPK fördert direkt den Fettabbau, hemmt die Fettspeicherung und verbessert die Fähigkeit, verschiedene Energiequellen wie Fett und Glukose besser zu nutzen sowie zwischen den verschiedenen Stoffwechselwegen hin- und herzuspringen.

Das nennt sich *metabolische Flexibilität* und ist ein Anzeichen für einen gesunden Stoffwechsel.

Übrigens muss der Schweiß bei der Bewegung gar nicht in Strömen fließen. Einige Menschen können ihre Blutglukosekurve bereits merklich abflachen, wenn sie nach dem Essen einen kleinen Spaziergang von 10–20 Minuten machen.[249, 250] Andere erzielen einen sehr guten Effekt, wenn sie sich regelmäßig mehrmals die Woche bewegen – unabhängig von den Mahlzeiten. Wie gut der eigene Körper auf Bewegung anspricht und welche Bewegungsformen den größten Einfluss haben, lässt sich mit einem kontinuierlichen Glukosemessgerät sichtbar machen, das als Sensor für mehrere Tage am Oberarm getragen wird. (Achtung: Das könnte je nach persönlicher Vorgeschichte aktivierend wirken und ungesunde Diätmuster fördern, daher bitte abwägen.)

Halten wir fest: Jede Form der körperlichen Aktivität kann positive Effekte haben, besonders wenn du momentan keinen oder wenig Sport machst (zu Ausnahmen wie Sportbulimie siehe Seite 201). Wenn du ins Training einsteigen willst, wird eine Kombination aus Kraft- und Ausdauertraining empfohlen.[251, 252] Falls es nicht im Bereich deiner Möglichkeiten liegt, regelmäßig zu trainieren, kannst du dich zum Einstieg alternativ auf mehr Bewegung im Alltag konzentrieren, was ebenfalls einen großen Effekt haben kann (siehe Seite 35).

Nicht zu unterschätzen: Guter Schlaf und Stressmanagement

Gerade wenn sich die Blutzuckerwerte nicht richtig einstellen lassen oder vermeintlich unbegründet Achterbahn fahren, kann es hilfreich sein, den eigenen Stresslevel und das Schlafverhalten zu reflektieren. Schlechter Schlaf fördert nicht nur Entzündungen im Körper (siehe Seite 85), sondern beeinträchtigt auch die Insulinempfindlichkeit.[253, 254] Auch akuter oder chronischer Stress kann unabhängig von den verzehrten Lebensmitteln zu einem Anstieg des Blutzuckerspiegels führen (siehe Seite 81). Ein Beispiel aus dem Beratungsalltag: Eine Klientin von mir hatte plötzlich hohe Blutzuckerantworten auf Mahlzeiten, die ihren Blutzucker kaum oder nur wenig hätten beeinflussen sollen. Die Beratung lief gut, sie war hoch motiviert und hatte schon einige Punkte umgesetzt. Die Blutzuckerantwort war im ersten Moment unerklärlich, bis wir darauf kamen: Es ging gar nicht darum, *was* sie aß, sondern *dass* sie aß. Ihre längst überwunden geglaubte Essstörungsstimme hatte unbemerkt die Kontrolle übernommen und die Tatsache, dass sie mehr und vor allem regelmäßig Nahrung zu sich nahm, hat eine so große körperliche Stressreaktion ausgelöst, dass diese sich in der Blutzuckerantwort widerspiegelte. Die Ernährungstherapie musste erst einmal pausieren, bis sie sich mit der Hilfe ihrer Psychotherapeut:in wieder stabilisiert hatte. Erst dann konnten wir uns wieder ganz behutsam ihrer Ernährung widmen.

Ernährungsempfehlungen bei Insulinresistenz und Diabetes Typ 2

Auch bei einer Insulinresistenz oder als Diabetiker:in muss man keine Angst vor Kohlenhydraten haben, im Gegenteil. Sich zu erlauben, Kohlenhydrate zu essen und sie aktiv zu jeder Mahlzeit einzuplanen, macht es sogar viel einfacher, eine langfristig gesundheitsfördernde Ernährungsweise umzusetzen. Grundsätzlich gilt: Je mehr und je leichter verdauliche Kohlenhydrate verzehrt werden, umso wahrscheinlicher ist ein schneller und starker Blutzuckeranstieg. Ein Verbot bestimmter Lebensmittel oder Lebensmittelgruppen bzw. die Empfehlung, Süßigkeiten einzuschränken, führt häufig dazu, dass die Lust darauf steigt. Im schlechtesten Fall kann sich eine solche Restriktion in einen Essanfall entladen.

Günstige Lebensmittelkombinationen wählen

Es ist sehr viel sinnvoller, die Mahlzeiten so umzugestalten, dass Lieblingslebensmittel, auch wenn sie einen eher ungünstigen Effekt auf die Blutzuckerantwort haben, integriert werden können, ohne dass der Blutzucker zu sehr Achterbahn fährt. Eine **Faustregel** ist, kohlenhydratreiche Lebensmittel mit Ballaststoffen, Proteinen und günstigen Fetten zu kombinieren, um Blutzuckerschwankungen abzumildern. Das funktioniert sowohl bei herzhaften Gerichten als auch mit Süßigkeiten.

Zudem kann ausprobiert werden, wie sich eine Süßigkeit im Rahmen eines bunten Tellers, etwa aus Obst, Gemüsesticks, Nüssen, Samen, Nussbutter oder Joghurt, auf den Blutzuckerspiegel auswirkt. Ein »isoliert« gegessener Apfel verursacht wahrscheinlich einen höheren Blutzuckeranstieg, als wenn er mit einem (tierischen oder pflanzlichen) Joghurt, ein paar Nüssen oder einigen Würfeln Käse kombiniert wird. Schmeckt so doch auch gleich viel besser! Weitere Beispiele: Ein Teller Nudeln mit Soße wird blutzuckermäßig abgefedert, wenn er mit einem Salat, Gemüse und einer Fett- und Proteinquelle wie z. B. Fleisch, Fisch, Tofu etc. kombiniert wird. Ein (Vollkorn-)Toast mit Butter und Marmelade macht sich prima neben einem weich gekochten Ei und Apfelschnitzen, die mit Nussbutter bestrichen sind. Die Kombinationsmöglichkeiten sind endlos.

Ballaststoffe satt, bitte!

Eine weitere wichtige Stellschraube beim Thema Ernährung ist es, die Ballaststoffaufnahme grundsätzlich zu erhöhen. Ich weiß, dass das Thema Ballaststoffe oft Gähnanfälle auslöst, aber davon profitieren wahrscheinlich die meisten enorm, außer Menschen mit bestimmten Darmerkrankungen (z. B. Morbus Crohn oder Divertikulitis – bitte im Zweifelsfall mit den betreuenden Ärzt:innen abklären). Warum sind Ballaststoffe so günstig? Sie verlangsamen die Verdauung und verzögern so die Aufnahme von Glukose ins Blut. Das stabilisiert den Blutzucker, da weniger Glukose gleichzeitig im Blut anläuft. Ballaststoffe intensivieren zudem die Sättigung und sind günstig für die Darmgesundheit, weil sie Futter für die »guten« Darmbakterien sind. Als Bonus sind sie außerdem günstig für den Fettstoffwechsel, da sie u. a. den Cholesterinspiegel senken können (siehe Seite 158).

Die Empfehlung liegt bei 30–40 g Ballaststoffen pro Tag, was für viele Menschen eine Herausforderung darstellt. Konzentriere dich immer darauf, was du *dazu*nehmen (!) kannst (Ballaststoffe + günstige Fette + Protein), anstatt irgendetwas wegzulassen. Und denk daran: Kleinvieh macht auch Mist. Hier mal einen Apfel, dort eine halbe Gurke, ein Stück Vollkornbrot mit Hummus oder Linsenaufstrich und zwischendurch ein paar Nüsse zu naschen kann in Summe mehr zur Ballaststoffzufuhr beitragen, als einen großen Salat zu essen. Wo ist *deine* Stellschraube, wie könnte es *dir* am leichtesten fallen, mehr Ballaststoffe in deine Ernährung zu integrieren?

Herstellungsverfahren und Zubereitung beachten

Bestimmte Herstellungsverfahren können einen Einfluss darauf haben, wie sich ein Lebensmittel auf den Blutzuckerspiegel auswirkt. Kräftige Sauerteigbrote lassen die Blutglukosekonzentration oft langsamer ansteigen als ein Hefebrot. Eine hilfreiche Strategie kann auch sein, Getreideprodukte wie Nudeln, Reis oder Kartoffeln vorzukochen. Beim Abkühlen bildet sich resistente Stärke, die bei vielen (aber nicht bei allen!) Menschen dazu führt, dass die enthaltenen Kohlenhydrate langsamer verdaut werden.[255, 256] Und wenn du Produkte einfach austauschen kannst, ohne geschmackliche Abstriche zu machen, musst du nicht mal etwas an deinem Essverhalten ändern, um eine Wirkung zu erzielen – gut, oder?

Vollkornprodukte haben bei vielen (ebenfalls nicht allen!) Menschen ebenfalls einen günstigeren Einfluss auf den Blutzuckeranstieg.[257] Es bringt aber nichts, sich mit der Vollkornvariante zu quälen, wenn sie dir nicht schmeckt. Nudeln, al dente gekocht, sind für manche Menschen blutzuckertechnisch sogar günstiger als weiche Vollkornnudeln. Eine weitere Möglichkeit ist es, Vollkorn- und helle Nudeln zu mischen (gegebenenfalls auf unterschiedliche Kochzeiten achten!) oder »normale« Nudeln mit Gemüsenudeln aus Karotten, Roter Bete oder Zucchini aufzupeppen. Damit meine ich ausdrücklich nicht, dass die Getreidenudeln durch Gemüsenudeln ersetzt werden sollen. Nudeln aus Zucchini sind nicht dasselbe wie Getreidenudeln, genauso wenig wie Blumenkohl ein adäquater Reisersatz ist (vielleicht ist das bei dir anders, aber zumindest meine Geschmacksnerven protestieren bei solchen Austauschmanövern). Probieren geht hier über studieren.

Die Reihenfolge der Lebensmittel kann einen Unterschied machen

Auch die Reihenfolge, in der Lebensmittel verzehrt werden, kann einen Einfluss auf die Blutzuckerantwort haben. Was sagt die Forschung genau? Wenn Fett oder Protein zuerst gegessen werden, dann kann (aber muss nicht!) die Blutzuckerantwort weniger stark ausfallen, als wenn du mit etwas Stärke- oder Zuckerreichem beginnst.[258, 259] Den größten Einfluss scheint es zu haben, das in einem Zeitrahmen von 15–30 Minuten umzusetzen. Ganz wichtig: Es geht hier nicht darum, dass der erste Bissen fett- oder proteinreich sein soll und dass dies einen Unterschied macht, so wie ich es schon in diversen Diätprogrammen gehört habe. Das ist Unsinn. Die Reihenfolge der Nahrungsmittel kann einen Einfluss haben, wenn du natürlicherweise über einen etwas längeren Zeitraum verschiedene Dinge isst, wie bei einer Hauptmahlzeit mit mehreren Gängen, wenn du dir am Büfett mehrere Dinge holst oder wenn du einen Snack aus verschiedenen Lebensmitteln hast, die du nicht alle gleichzeitig, sondern langsam und mit Abstand hintereinander isst. Es kann helfen und ist einen Versuch wert, muss aber nicht. Wenn du dazu tendierst, aus der Reihenfolge deiner Lebensmittel eine Regel zu machen, oder wenn dich schon der Gedanke stresst, das umzusetzen, dann ist dies eventuell keine Strategie für dich und dann lässt du sie einfach aus. Du bist der/die Expert:in für deinen Körper, deshalb liegt die Entscheidung immer bei dir.

Intervallfasten im Check: Hochgejubelter Mythos oder nützliche Strategie?

Eine höchst individuelle Angelegenheit ist auch das Timing der Mahlzeiten. Einige Menschen finden es einfach, Essenszeiten einzuschränken, schwören auf Intervallfasten und essen wenige, große Mahlzeiten in einem kurzen Zeitraum. Andere haben Schwierigkeiten, längere Fastenfenster durchzuhalten, beobachten heftige Nebenwirkungen oder verlieren während der Essenszeiten die Kontrolle über die Nahrungsaufnahme und essen dann übermäßig viel. Letzteren würde ich auf jeden Fall vom Intervallfasten abraten, besonders wenn noch eine Fettstoffwechselstörung und/oder Fettleber vorliegt (siehe Seite 159).

Intervallfasten gilt zwar im Allgemeinen als sicher für gesunde Erwachsene ohne eine chronische Diätvergangenheit oder potenziell essgestörte Verhaltensweisen – und das ist der Knackpunkt, denn das ist in der Regel genau die Personengruppe, die *nicht* intervallfastet. Viele Menschen, die sich vom Intervallfasten angesprochen fühlen, es empfohlen oder auch »verschrieben« bekommen, erfüllen teilweise (oder gänzlich) die Kriterien für Essstörungen. Für sie kann Intervallfasten durchaus problematisch sein und zu ungesunden Verhaltensmustern führen oder bereits vorhandene verstärken. Nicht fasten sollten Personen, die jegliche Art von Essstörung oder essgestörte Verhaltensweisen in ihrer Vergangenheit haben, die schwanger sind oder stillen, die gemäß BMI-Definition Untergewicht haben, Menschen während einer Krebstherapie oder mit einer schweren Krebserkrankung sowie ältere Menschen (etwa ab Anfang 60, hier unterscheiden sich die Empfehlungen). Bei Menschen mit chronischen Erkrankungen, bei denen bereits ein Ungleichgewicht im Stoffwechsel besteht oder die Medikamente nehmen, sollte Intervallfasten nur unter ärztlicher und ernährungstherapeutischer Aufsicht durchgeführt werden – bei einer sehr sorgfältigen Risiko-Nutzen-Abwägung.[260, 261] Das hört sich in der Theorie schön und gut an, die Realität sieht leider völlig anders aus.

Es ist sicher sinnvoll, sich nicht ständig durch den Tag zu snacken, sondern auch mal Essenspausen einzulegen. Intervallfasten per se empfehle ich persönlich trotzdem nicht. In meinen Augen steht das hohe Risiko, essgestörte Verhaltensweisen zu entwickeln oder zu verstärken,[262–265] in keinem Verhältnis zu den positiven Wirkungen von Intervallfasten, die übrigens alles andere als gesichert sind.[266–268] Viele der Erkenntnisse zum Intervallfasten – besonders auch zum Thema Autophagie, auf die viele positive Wirkungen des Fastens zurückgeführt werden – stammen aus Tierstudien, die sich nicht so einfach auf den Menschen übertragen lassen.[269, 270] Autophagie ist ein zellulärer Prozess, bei dem beschädigte oder unnötige Zellbestandteile abgebaut und recycelt werden, um die Zellfunktion und Zellgesundheit aufrechtzuerhalten. Dieser »Großputz« wird durch Nährstoffzufuhr gehemmt. Damit die Autophagie angestoßen wird, müssen wir mindestens 12–14, besser 16 Stunden oder sogar noch länger fasten.[270]

Was aber bisher nicht klar bewiesen werden konnte, ist, ob sich aus der Autophagie auch tatsächlich eine gesundheitliche Wirkung ergibt. Die Daten, die aus den Tierversuchen bekannt sind und dort eine herausragende Wirkung zeigen, sind beim Menschen überhaupt nicht überzeugend.[271] Echte gesundheitliche Vorteile und Effekte jenseits einer Kalorienrestriktion durch das eingeschränkte Essensfenster sind bisher nicht belegt, unterscheiden sich nicht von anderen Formen der Kalorienrestriktion oder sind oft nur vorübergehend.[272–274] Auch die Effekte zur Langlebigkeit und zum Anti-Aging sind bisher nur in Tierstudien überzeugend nachgewiesen worden.[275, 276] Wenn eine Maus aber 16 Stunden fastet, dann wäre ein vergleichbarer Zeitraum für einen Menschen etwa 10–14 Tage Nahrungskarenz. So viel zur Übertragbarkeit. Die entzündungshemmende Wirkung des Intervallfastens wurde dagegen nicht nur in Tierstudien, sondern auch schon am Menschen belegt.[277–279] Aber auch hier hatte das Intervallfasten im Vergleich zu einer Kalorienrestriktion mit über den ganzen Tag verteilten Mahlzeiten keinen eindeutigen Vorteil, der Effekt schien eher daher zu kommen, dass Nahrung nicht überkonsumiert wurde.[280, 281]

Die Leitlinie zu den Ernährungsempfehlungen bei Diabetes Typ 2 empfiehlt Intervallfasten nicht generell und wenn, dann nur als zeitlich begrenzte Maßnahme unter ärztlicher Aufsicht.[231] In letzter Zeit mehren sich außerdem die Hinweise, dass Intervallfasten das Wohlbefinden und die Gesundheit negativ beeinflussen kann. In einer Studie von 2019 begleiteten die Forschenden 137 Patient:innen mit Diabetes Typ 2 über einen Zeitraum von 24 Monaten.[282] Die Intervallfastengruppe nahm an 2 Tagen pro Woche maximal 500–600 kcal zu sich und aß an den anderen 5 Tagen der Woche nach Belieben. Die »Kontrollgruppe« hatte keine zeitlichen Einschränkungen in ihrer Nahrungsaufnahme, durfte an 7 Tagen pro Woche aber maximal 1.200–1.500 kcal verzehren. Obwohl ein gewisser Gewichtsverlust erzielt wurde, stieg der HbA1c-Wert sowohl in der Intervallfasten-Gruppe als auch in der Kontrollgruppe sogar über den Ausgangswert an. Laut einer aktuellen Pressemitteilung der American Heart Association geben neuere Untersuchungen Hinweise darauf, dass ein Essensfenster von maximal 8 Stunden oder weniger das Risiko für einen kardiovaskulären Tod drastisch erhöhen könnten.[283] Diese Ergebnisse sind jedoch noch vorläufig, da die zugrunde liegenden Mechanismen und andere potenzielle Einflussfaktoren, wie z. B. die Qualität der Ernährung oder Lebensstilfaktoren, noch weiter untersucht werden müssen.

Kurz gesagt: Die momentane wissenschaftliche Datenlage lässt daran zweifeln, dass das Intervallfasten abgesehen von einer Kalorienrestriktion (die, wie wir bereits wissen, nicht automatisch gesundheitsförderlich ist) weitere klinisch relevante Wirkungen erzielt.

Die praktische Umsetzung des Intervallfastens ist herausfordernd

Zur unklaren Forschungslage zum Intervallfasten, die weder eindeutige Vorteile noch eindeutige Nachteile für den Menschen zeigt, kommen einige Herausforderungen bei der praktischen Umsetzung hinzu, mit denen Menschen konfrontiert sind, die diese Methode für sich ausprobieren möchten. Im Beratungsalltag zeigt sich, dass viele Menschen es nicht schaffen, in einem eingeschränkten Essensfenster ihren gesamten Nährstoffbedarf zu decken. Bleiben wir zunächst bei den oben schon angesprochenen Ballaststoffen. In 8 Stunden die empfohlenen 30–40 g Ballaststoffe zu essen, ist eine Leistung, mit der du jedem Lama Konkurrenz machen könntest. Die müssen in der Kürze der Zeit nämlich erst einmal gekaut werden, was echte Arbeit bedeutet. Supplemente sind gegebenenfalls eine Ergänzung, aber kein vollständiger Ersatz, da eine ballaststoffreiche Ernährung weitere Vorteile bietet. Ballaststoffe aus der Nahrung bieten ein breiteres Spektrum an Faserarten (lösliche und unlösliche) sowie zusätzliche sekundäre Pflanzenstoffe, Vitamine und Mineralstoffe. Diese Vielfalt ist entscheidend für die Diversität der Mikrobiota und für die Gesamtgesundheit. Supplemente liefern meist nur eine spezifische Ballaststoffart, was ihren Nutzen begrenzt, und können in hohen Dosen – oder wenn man zu wenig Wasser trinkt – leicht Blähungen, Bauchschmerzen oder Durchfall verursachen.

In der Praxis zeigt sich außerdem, dass Menschen, die intervallfasten, nicht nur ein Problem damit haben, im Essensfenster genügend Ballaststoffe aufzunehmen, sondern auch damit, auf eine ausreichende Proteinzufuhr zu kommen. Empfehlenswert ist eine gleichmäßige Verteilung der Proteinzufuhr über den Tag, was beim Intervallfasten grundsätzlich schwierig ist und umso herausfordernder wird, je kleiner das Essensfenster ist. Eine Unterversorgung mit Proteinen kann nicht nur zu einem Verlust an Muskelmasse führen, was wir unbedingt vermeiden wollen (siehe Seite 39), sondern auch das Immunsystem schwächen.

Befindest du dich zusätzlich in einem Kaloriendefizit, wird es noch schwieriger, da du dann eigentlich nur noch qualitativ sehr hochwertige und sehr nährstoffreiche Lebensmittel essen dürftest, um die o.g. Herausforderungen zu umschiffen. Im Beratungsalltag zeigt sich aber, dass zu große Nahrungspausen Menschen eher dazu verleiten, der Qualität ihrer Nahrung keine große Beachtung mehr zu schenken. Doch nur, wenn ausreichend und qualitativ hochwertig gegessen wird, ist es überhaupt möglich, eine längere Essenspause zu machen, ohne dass der Energielevel oder die Leistungsfähigkeit einbricht. Dann ist mit Beginn der Essenszeit die bereits erwähnte Arschbombe in die Naschschublade vorprogrammiert.

Um dem entgegenzuwirken, wird häufig geraten, sehr langsam mit dem Fasten zu beginnen und das Essensfenster in kleinen Schritten zu verkleinern. Auch wenn es grundsätzlich eine schlaue Herangehensweise ist, langsam die eigenen Grenzen auszuloten, frage ich mich hier, wie alltagstauglich diese Empfehlung ist. Die meisten Menschen wollen sofort Resultate, besonders wenn sie einen hohen Leidensdruck nach einer Diagnose verspüren. Eine (radikale) Ernährungsumstellung kann ein Kickstart sein, um mehr gesundheitsfördernde Verhaltensweisen ins eigene Leben zu integrieren (siehe Seite 199). Die Erfahrung aus der Praxis zeigt jedoch eher Folgendes: Je größer die Einschränkung, umso heftiger und schneller wird das Pendel in die Gegenrichtung schwingen, besonders wenn sich die Ernährungsumstellung nicht mit den eigenen Bedürfnissen und Alltagsanforderungen deckt.

Viele Menschen glauben, dass es gesund sei, möglichst lange Zeit zwischen den Mahlzeiten zu lassen. Mahlzeiten auszulassen und den Hunger zu ignorieren, kann aber sogar stärkere Blutzuckerschwankungen hervorrufen, als regelmäßige Mahlzeiten einzunehmen. Unter medikamentöser Therapie ist das Fehlen eines Hungergefühls darüber hinaus nicht unbedingt ein Zeichen dafür, dass der Körper auch tatsächlich keine Kalorien braucht. Nimmst du Medikamente, die das Hungergefühl beeinflussen können (das betrifft nicht nur Diabetes-Medikamente, sondern z. B. auch Psychopharmaka – im Zweifelsfall unbedingt nachfragen!), kannst du dich nicht darauf verlassen, dass der Körper immer »richtig« anzeigt, wann er Energie braucht und es Zeit für dich ist zu essen.

Intervallfasten – es ist deine Entscheidung

Gehörst du zu keiner der Risikogruppen und entsprechen längere Nahrungspausen deinem Essverhalten, spricht aber auch nicht unbedingt etwas gegen das Intervallfasten. Wichtig ist, dass du die Nahrungspausen nicht gezwungenermaßen »aushältst«, sondern dass diese Art zu essen wirklich zu deinem Biorhythmus passt und für dich die gewünschten Effekte ohne Nebenwirkungen bringt (auch an der Stelle empfehle ich dir eine individuelle Beratung durch eine zertifizierte Ernährungsfachkraft).

Umgekehrt musst du dich »im Namen der Gesundheit« keinesfalls zum Fasten zwingen, wenn sich längere Essenspausen nicht natürlich für dich anfühlen. Isst du ausreichend und nährstoffreich, dann musst du dir um Essenspausen keinen Kopf mehr machen. Pausen machst du dann nämlich ganz automatisch – spätestens nachts, wenn du schläfst. Tatsächlich sind die 16 Stunden beim Intervallfasten ein vereinfachtes Konstrukt, das sich teilweise durch pragmatische Gründe etabliert hat, wie z. B. die Anpassung an Laborarbeitszeiten bei frühen Studien. Eine Essenspause von 12 Stunden scheint aber schon zu genügen, um bestimmte positive Effekte ohne unerwünschte Nebenwirkungen zu erreichen.[284]

Ansonsten ist es eine gute Hausnummer, tagsüber etwa alle 3–4 Stunden zu essen (und natürlich die Essensmenge an den Aktivitätslevel anzupassen), um den Blutzucker stabil zu halten und genügend Energie für den Alltag zu haben. Wenn du nicht sicher bist, was die richtige Strategie für dich ist, dann probiere es einfach aus. Schau, wie es sich anfühlt und was längere oder kürzere Essenspausen mit deinem Energielevel, deiner Belastbarkeit und deiner Stimmung machen. Wenn du ihn lässt, wird dir dein Körper klar signalisieren, was passend für ihn ist.

Was können Apfelessig, Zimt und Supplemente?

Eine momentan sehr populäre Strategie ist es, einen Esslöffel Apfelessig in einem großen Glas Wasser vor einer Mahlzeit zu trinken, um die Blutglukosekurve abzuflachen. Nicht nur Apfelessig, sondern Essig allgemein kann positive Effekte auf die Blutzuckerantwort haben. Er ist aber kein Wundermittel und ein regelmäßiger oder hoher Konsum darf mit Vorsicht betrachtet werden, da Nebenwirkungen wie Magen-Darm-Beschwerden, Zahnerosion (gegebenenfalls Strohhalm benutzen und Mund danach gut mit Wasser ausspülen) oder Wechselwirkungen mit Medikamenten auftreten können.[285, 286] Es ist ratsam, Essig in Maßen zu konsumieren und gegebenenfalls vorher mit deinem/deiner

Gesundheitsdienstleister:in zu sprechen, besonders bei Vorerkrankungen oder wenn blutzuckersenkende Medikamente eingenommen werden.

Auch Zimt soll die Insulinsensitivität bei Menschen mit Diabetes Typ 2 verbessern.[287, 288] Die Ergebnisse sind aber uneinheitlich. Allgemein ist es wichtig, darauf zu achten, Ceylon-Zimt zu verwenden, da der billigere Cassia-Zimt in hohen Dosen gesundheitsschädliche Mengen an Cumarin enthalten kann. Die Ernährungsempfehlungen der Leitlinie empfehlen Zimt nicht als Komponente einer erfolgreichen Therapie bei Typ-2-Diabetiker:innen und raten von einem Verzehr ab, der über das gewöhnliche Maß hinausgeht.[231]

Es gibt außerdem eine Reihe von Supplementen, die die postprandiale Blutzuckerantwort positiv beeinflussen können, indem sie die Insulinsensitivität verbessern oder den Anstieg des Blutzuckers nach einer Mahlzeit verlangsamen sollen, beispielsweise Chrom, Berberin, Alpha-Liponsäure und auch Ballaststoffsupplemente wie Glucomannan und Flohsamenschalen.[289–295] Aber Achtung, viele dieser Studien wurden am Tiermodell durchgeführt, haben nur eine kleine Anzahl an Teilnehmenden oder haben aufgrund wissenschaftlicher Mängel nur eine begrenzte Aussagekraft. Oftmals werden solche »Hacks« als eine einfache Lösung für komplexe Gesundheitsprobleme dargestellt (und werden häufig in Form von Supplementen teuer verkauft), sei es bei der Behandlung von Diabetes, bei der Verbesserung der Verdauung oder beim Abnehmen. Sie können eine Stellschraube für dich in Verbindung mit anderen gesundheitsförderlichen Verhaltensweisen sein – eventuell erleichtern sie aber auch nur deinen Geldbeutel. Wie immer sollte die Verwendung solcher Supplemente oder »Hacks« in Absprache mit deinem/deiner Ärzt:in erfolgen, ganz besonders, wenn bereits Medikamente eingenommen werden oder chronische Erkrankungen bestehen.

Arterieller Bluthochdruck

Das Herz pumpt mit jedem Schlag Blut durch unseren Körper. Der Blutdruck ist der Druck, den das Blut dabei von innen auf die Blutgefäße ausübt. Bei der Blutdruckmessung werden verschiedene Werte bestimmt: der obere (systolische) Wert, der gemessen wird, während sich das Herz zusammenzieht und Blut in die Arterien pumpt, und der untere (diastolische) Wert, wenn sich das Herz wieder entspannt und mit Blut füllt. In dieser Entspannungsphase strömt weniger Blut in die vom Herzen wegführenden Arterien, deshalb ist der diastolische Wert immer niedriger als der systolische. Von Bluthochdruck oder arterieller Hypertonie spricht man, wenn der Blutdruck in den vom Herzen wegführenden Blutgefäßen, den Arterien, dauerhaft erhöht ist. Der Blutdruck wird in Millimeter Quecksilbersäule (mmHg) gemessen. Die Einteilung erfolgt in verschiedene Kategorien (siehe Tabelle 3).

Achtung: Für Bluthochdruck-Patient:innen, bei denen gleichzeitig ein Diabetes vorliegt, gelten teilweise andere Zielwerte. Bei einer zu niedrigen Einstellung kann es zu einer Minderdurchblutung des Herzens kommen, die bei Durchblutungsstörungen, wie sie bei Diabetes häufig sind, gefährlich sein können.

Blutdruckkategorie	Systolischer/diastolischer Wert [mmHg]
Unauffällig (»normal«)	100–130/60–84
Hochnormaler Blutdruck	130–139/85–89
Hypertonie (Grad 1)	140–159/90–99
Hypertonie (Grad 2)	160–179/100–109
Hypertonie (Grad 3)	≥ 180/≥ 110

Tabelle 3: Blutdruckkategorien

Was verursacht Bluthochdruck?

Als »Verursacher« von Hypertonie wird häufig ein hohes Körpergewicht oder eine ungesunde Lebensweise genannt. Ein hohes Körpergewicht löst aber nicht zwangsläufig Bluthochdruck aus und auch schlanke Personen können an Hypertonie erkranken. Gesichert ist, dass Erkrankungen wie Diabetes Typ 2 und auch Bluthochdruck eine starke genetische Komponente aufweisen. Aber auch Lebensstil- und Umweltfaktoren scheinen einen Einfluss auf die Entstehung zu haben und/oder das Risiko für Bluthochdruck zu erhöhen. Es gibt einen Zusammenhang (Korrelation!) zwischen Hypertonie und hohem Alkoholkonsum, salzreicher Ernährung, Rauchen, wenig körperlicher Aktivität, hohem Körpergewicht, Geschlecht, höherem Alter sowie Angststörungen und Stress.[296–299] Wie bei der Insulinresistenz auch kann Mehrgewicht bestimmte Faktoren der Erkrankung negativ verstärken und die Kontrolle und Behandlung herausfordernder machen. Das bedeutet aber nicht, dass eine Gewichtsabnahme die beste und einzige »Lösung« darstellt.

Bluthochdruck und Typ-2-Diabetes treten häufig zusammen auf.[300, 301] Als Grund werden gemeinsame Risikofaktoren genannt. Aber auch die Diabeteserkrankung selbst kann eine Hypertonie begünstigen. Durch die veränderte Stoffwechsellage bei Insulinresistenz und/oder Diabetes Typ 2 wird das Renin-Angiotensin-System beeinflusst, das den Wasser- und Elektrolythaushalt des Körpers reguliert und somit auch das Blutvolumen und den Blutdruck. Genauer gesagt wird es aktiviert, was zur Folge hat, dass der Blutdruck steigt. Und schließlich hat Insulin einen direkten Einfluss auf den Blutdruck: Im gesunden Körper fördert es in den Blutgefäßen u. a. die Bildung von Stickstoffmonoxid, das gefäßerweitert wirkt. Gleichzeitig hemmt es (indirekt) die Thrombozytenaggregation (Zusammenlagerung von Blutplättchen), was die Durchblutung und den Glukosetransport zum Muskel- und Fettgewebe verbessert.

Ein nicht zu unterschätzender Faktor ist zudem Stress (siehe Seite 80). Die Aktivierung des Sympathikus durch Stress wirkt erstens gefäßverengend und hat damit eine direkte blutdruckerhöhende Wirkung und trägt zweitens über eine vermehrte Renin-Synthese zur Aktivierung des Renin-Angiotensin-Systems bei, was indirekt blutdruckerhöhend wirkt. Warum ist das gefährlich? Bei einem hohen Blutdruck ist das Risiko für Herz- und Gefäßerkrankungen stark erhöht. Die Kombination von Diabetes und Bluthochdruck verstärkt das Risiko zusätzlich. Beide Erkrankungen können Gefäße und Nieren schädigen und das Risiko für potenzielle Folgeerkrankungen wie Netzhaut- oder Nierenkrankheiten erhöhen.

Aber nicht nur Genetik und Lebensstilfaktoren, auch einige Erkrankungen, z. B. obstruktive Schlafapnoe, Schilddrüsen- oder (Neben-)Nierenerkrankungen, oder Medikamente, darunter orale Kontrazeptiva, einige Antidepressiva, nichtsteroidale Entzündungshemmer/Schmerzmittel (z. B. Ibuprofen), Dekongestiva (abschwellende Mittel für die Nasenschleimhaut) oder Steroide (z. B. Cortison, das u. a. zur Behandlung von Gicht, Lupus oder Rheuma eingesetzt wird), können einen Bluthochdruck begünstigen.

Was hilft gegen Bluthochdruck?

Es stehen verschiedene Therapieoptionen stehen zur Wahl, um erhöhte Blutdruckwerte zu senken, allen voran Lebensstilfaktoren und blutdrucksenkende Medikamente (bitte immer mit dem/der behandelnden Ärzt:in besprechen!). Viele Maßnahmen, die den Blutdruck senken, helfen gleichzeitig, die Insulinwirkung zu verbessern und damit Blutzuckerachterbahnen zu vermeiden. Ist der Bluthochdruck als Folge einer anderen Erkrankung entstanden, muss zunächst diese bestmöglich behandelt werden.

Im August 2024 veröffentlichte die Europäische Gesellschaft für Kardiologie (ESC) die überarbeitete Leitlinie zur Behandlung von erhöhtem Blutdruck und Hypertonie.[302] Während früher 30 Minuten leichtes bis moderates Ausdauertraining (z. B. Walken, Schwimmen, Fahrradfahren, Spazierengehen) an 5–7 Tagen pro Woche empfohlen wurde, liegt jetzt der Schwerpunkt auf einer Kombination von Kraft- und Ausdauertraining. Die Empfehlung – analog zur Diabetes-Leitlinie – ist ein Ausdauertraining in mittlerer Intensität mit einem Umfang von mindestens 150 Minuten pro Woche (≥ 30 Minuten an 5–7 Tagen pro Woche) oder ein anstrengendes Ausdauertraining an 3 Tagen pro Woche mit einem Umfang von insgesamt mindestens 75 Minuten. Zusätzlich wird ein dynamisches oder isometrisches Krafttraining in einer geringen oder moderaten Intensität an 2–3 Tagen pro Woche empfohlen, um den Blutdruck zu senken und das Risiko von Herz-Kreislauf-Erkrankungen zu reduzieren.[303]

Die frühere Empfehlung, weniger Alkohol zu trinken, wurde abgelöst von dem Rat, möglichst gar keinen Alkohol mehr zu konsumieren, um die beste Gesundheitswirkung zu erzielen. Die sogenannte J-Kurve, die eine moderate Alkoholaufnahme als potenziell gesundheitsfördernd darstellte, wurde in den letzten Jahren zunehmend infrage gestellt. Viele der Studien, die den J-Kurven-Effekt zeigten, weisen methodische Schwächen auf. Insbesondere wird kritisiert, dass Personen, die gelegentlich Alkohol trinken oder die früher Alkohol getrunken haben und jetzt abstinent sind, oft in die Gruppe der nicht Trinkenden einbezogen werden. Studien mit sorgfältigeren Methodiken, die solche Verzerrungen minimieren, zeigen hingegen keine signifikanten gesundheitlichen Vorteile für moderat Trinkende im Vergleich zu Abstinenten. Wahrscheinlich erhöhen sehr, sehr (!) geringe

Mengen Alkohol das Sterblichkeitsrisiko nicht, haben aber auch keine gesundheitsfördernde Wirkung.[304] Laut der aktuellen Erkenntnisse aus der *Global Burden of Disease (GBD)-Studie* kann keine Menge an Alkohol mehr als sicher angesehen werden. Um gesundheitliche Folgen zu minimieren, wird empfohlen, den Alkoholkonsum auf null zu senken.[305] Auch vom Rauchen wird in Hinblick auf die Herzgesundheit dringend abgeraten, da Rauchen ein unabhängiger kardiovaskulärer Risikofaktor ist.[306, 307]

Auch hier geht es wieder nicht darum, irgendetwas zu verbieten oder das ganze Leben komplett umzukrempeln und alle Empfehlungen sofort perfekt umzusetzen. Das würde nur Stress auslösen, den es allgemein, aber besonders auch bei Bluthochdruck abzubauen oder zu vermeiden gilt (siehe Seite 80). Schau, wo du persönlich am effektivsten ansetzen kannst, und starte da – in Mäuseschrittchen. Langfristig werden dich diese eher ans Ziel bringen als – übertragen gesprochen – sofort einen riesengroßen Sprung zu machen und mit einem verstauchten Knöchel nach ein paar Metern aufzugeben. Ein Beispiel: Wer die neuen Bewegungsempfehlungen nicht umsetzen kann, kann sich erst einmal auf einfaches Spazierengehen konzentrieren, das bereits eine große Wirkung haben kann.[308] Wenn du dir nicht vorstellen kannst, völlig auf Alkohol zu verzichten, dann überlege, wo und wann es dir leichtfällt, etwas anderes zu trinken. Bitte lass dich von Empfehlungen nicht unnötig unter Druck setzen. Wichtig ist es, überhaupt irgendwo anzufangen.

Ernährungsempfehlungen bei Bluthochdruck

Bei Bluthochdruck wird eine salzarme und kaliumreiche Ernährung empfohlen. Idealerweise sollten 5–6 g Kochsalz (Natriumchlorid) pro Tag verzehrt werden. Menschen, die salzsensitiv sind, erleben eine deutliche Erhöhung ihres Blutdrucks, wenn sie viel Salz zu sich nehmen. Schätzungsweise sind das 30–50 Prozent der Bevölkerung.[309] Wenn zu viel Natrium konsumiert wird, erhöht sich das Blutvolumen, da der Körper Wasser zurückhält, um das Salz auszugleichen. Dieses erhöhte Blutvolumen übt zusätzlichen Druck auf die Blutgefäße aus, was den Blutdruck ansteigen lässt. Bei salzresistenten Personen bleibt der Blutdruck trotz höherer Salzzufuhr weitgehend stabil. Eine streng salzarme Kost wird heutzutage nicht mehr empfohlen, da sie die Lebensmittelauswahl extrem einschränkt und die geschmackliche Akzeptanz nicht mehr gegeben ist – was dazu führt, dass Menschen sie nicht langfristig umsetzen können.

Ein Gegenspieler des Natriums im Körper ist Kalium, besonders im Hinblick auf die Regulierung des Flüssigkeitshaushalts. Kalium unterstützt den Körper dabei, überschüssiges Natrium über den Urin auszuscheiden, und entspannt die Blutgefäße, wodurch der Blutdruck gesenkt werden kann. Natrium oder Kalium an sich ist weder gut noch schlecht: Es ist das ausgewogene Verhältnis dieser beiden Mineralstoffe, das wichtig für die Gesundheit des Herz-Kreislauf-Systems ist.

Kaliumreiche Lebensmittel sind z. B. alle Gemüsesorten und besonders grünes Blattgemüse, Kartoffeln, Süßkartoffeln, Milchprodukte, Nüsse, Samen und Hülsenfrüchte. Auch Omega-3-Fettsäuren können dazu beitragen, den Blutdruck auf natürliche Weise zu senken und das Risiko von Herz-Kreislauf-Erkrankungen zu vermindern. Sie finden sich in fettreichem Fisch (z. B. Hering, Lachs, Makrele, Sardinen, Thunfisch), in bestimmten Nüssen, Samen und deren Ölen (z. B. Leinsamen, Chiasamen, Walnüssen) oder in Algenöl. Koffein erhöht den Blutdruck zwar kurzzeitig, regelmäßig konsumiert tritt aber eine Gewöhnung ein. Deshalb ist ein moderater Kaffeekonsum (maximal 4–6 kleine Tassen pro Tag) in der Regel kein Problem.

Eine Ernährungsweise, die all diese Empfehlungen in sich vereint, ist die sogenannte DASH-Diät (Dietary Approaches to Stop Hypertension)[310] – eine Diät in ihrer ursprünglichen Bedeutung als ganzheitliche Ernährungs- und Lebensweise und nicht im Sinne von Restriktion, das versteht sich mittlerweile hoffentlich von selbst. Die DASH-Diät ist reich an Obst, Gemüse, Vollkornprodukten und fettarmen Milchprodukten, die wichtige Nährstoffe wie Kalium, Kalzium und Magnesium liefern.[311] Fokussierst du dich darauf, diese Lebensmittel hinzuzunehmen, reduzierst du wahrscheinlich indirekt den Verzehr von gesättigten Fetten, Cholesterin und Salz, was ebenfalls blutdrucksenkende Effekte haben kann.

Die DASH-Diät weist viele Parallelen zur mediterranen Ernährung auf, die ebenfalls als sehr herzgesund gilt. Sie bzw. ihre »Übersetzung« in andere Regionen mit anderen Grundnahrungsmitteln gilt momentan als der Goldstandard, was eine gesunde Ernährungsweise angeht.[312–315] Die mediterrane Ernährung setzt vor allem auf frische, unverarbeitete Lebensmittel. Sie besteht aus reichlich Gemüse, Obst, Hülsenfrüchten, Nüssen und frischen Kräutern, ergänzt durch Fisch, Meeresfrüchte und moderate Mengen an Fleisch, Eiern und Milchprodukten. Kalt gepresstes, natives Olivenöl wird als Hauptfettquelle verwendet. Kohlenhydrate wie Reis, Brot oder Nudeln werden eher als kleine Beilagen serviert.

Auch wenn das häufig anders kommuniziert wird, ist bei der mediterranen Ernährung kein Lebensmittel tabu. Auch Fertigprodukte, verarbeitetes Fleisch und Süßes dürfen in der Mittelmeerküche in kleinen Portionen regelmäßig auf dem Tisch stehen. Streng genommen ist die mediterrane Ernährung eine leicht kohlenhydratreduzierte Ernährungsweise. Möchtest du sie für dich umsetzen, gehen wir das im Sinne der Intuitiven Ernährung aber nicht durch Verzicht an, sondern wir konzentrieren uns darauf, den Speiseplan nach und nach zu bereichern. Erinnere dich an unser Motto: Hinzufügen statt verzichten.

Fettstoffwechselstörungen

Bei einer Fettstoffwechselstörung (auch Dyslipoproteinämie genannt) befinden sich die Konzentrationen eines oder mehrerer Lipoproteine im Blut außerhalb der Norm. Ein Lipoprotein ist ein Molekül, das aus Fett (Lipid) und Protein besteht und für den Transport von Fetten im Blut verantwortlich ist. Da Fette in Wasser (und damit im Blut) nicht löslich sind, werden sie in Lipoproteine »verpackt«, um sie durch den Körper zu transportieren (dazu gleich mehr). Hört sich komplex an? Ist es auch, allein die Beschreibung der Grundlagen des Fettstoffwechsels würde eine halbe Bibliothek füllen. Ich versuche aber trotzdem mein Bestes, die grundlegenden Zusammenhänge (vereinfacht) zu beschreiben, damit die Handlungsempfehlungen im Anschluss klar nachvollziehbar sind. Falls dich die Hintergründe des Fettstoffwechsels nicht interessieren, kannst du auch direkt weiterspringen zum Kapitel »Die verschiedenen Arten von Fettstoffwechselstörungen« (siehe Seite 148). Alle anderen dürfen sich jetzt auf ein bisschen Biochemie freuen (lass dich nicht abschrecken, das ist wirklich spannend!). Wir starten mit der Verdauung von Fetten und den Besonderheiten und speziellen Mechanismen, die dieser Prozess beinhaltet.

Die Verdauung von Fetten

Nahrungsfette, auch Lipide genannt, bestehen hauptsächlich aus Triglyzeriden, der häufigsten Form von Fett in Lebensmitteln. Triglyzeride sind eine essenzielle Energiequelle für unseren Körper und auch die Form, in der Fett im Körper gespeichert wird. Sie bestehen aus zwei Hauptkomponenten: einem »Rückgrat« aus Glycerin (einem Molekül aus drei Kohlenstoffatomen) und drei Fettsäuren, die jeweils an ein Kohlenstoffatom des Rückgrats gebunden sind (siehe Abbildung 2). Fettsäuren können je nach ihrer chemischen Struktur unterschieden werden in gesättigte Fettsäuren, die bei Raumtemperatur fest sind, und ungesättigte Fettsäuren, die bei Raumtemperatur flüssig sind. Gesättigte Fettsäuren sind meist in tierischen Produkten und einigen pflanzlichen Ölen (z. B. Kokos- und Palmöl) enthalten. Ungesättigte Fettsäuren kommen hauptsächlich in pflanzlichen Ölen, Nüssen und fettreichem Fisch vor.

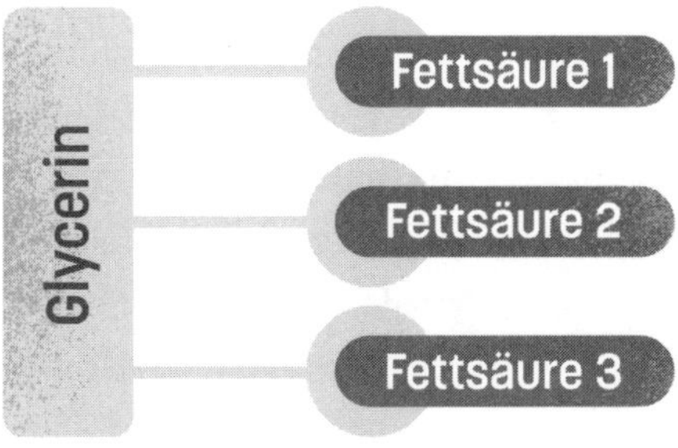

Abbildung 2: Der Aufbau von Triglyzeriden

Die Fettverdauung beginnt bereits im Mund

Die Verdauung von Fetten beginnt in der Mundhöhle. Die Zähne zerkleinern die Nahrung, wobei ein Brei entsteht, der mit Speichel vermischt wird. Im Speichel befindet sich bereits das erste Enzym: die Zungengrundlipase, die die ersten Fette schon im

Mund zerlegt und sie so für die Aufnahme im Verdauungstrakt vorbereitet. Wenn du nur eine Sache aus diesem Kapitel mitnimmst, dann bitte folgende: Gutes Kauen kann jede Fettstoffwechselstörung positiv beeinflussen – so einfach, so effektiv.

Im Magen wird die Fettverdauung durch die Magenlipase fortgesetzt, die von den Zellen der Magenschleimhaut produziert wird. Zungengrund- und Magenlipase sind besonders bei der Spaltung kurz- und mittelkettiger Fettsäuren effektiv, die u. a. in Milchfetten vorkommen. Die abgespaltenen kurz- und mittelkettigen Fettsäuren können teilweise direkt aus dem Magen in den Blutkreislauf aufgenommen und zur Leber transportiert werden, und zwar ohne den üblichen (komplizierten) Verdauungs- und Transportweg durch das Lymphsystem. Diese Abkürzung hat aber auch eine Schattenseite: Wird dieser Weg stark genutzt – z. B. wenn sehr viel Milchfett gegessen wird oder (übermäßig) MCT-Fette als Nahrungsergänzungsmittel aufgenommen werden (engl.: *medium chain triacyglycerol*, mittelkettige Triglyzeride) –, dann flutet viel Fett in kürzester Zeit bei der Leber an, und das kann sie überlasten (auch dazu gleich mehr).

Vom Magen wandert der Nahrungsbrei in den Dünndarm. Da die meisten Nahrungsfette nicht wasserlöslich sind, wird der Großteil des Fettes erst dort emulgiert und weiterverarbeitet. Emulgieren bedeutet, dass zwei normalerweise nicht mischbare Flüssigkeiten, wie Öl und Wasser, durch Zugabe eines Emulgators zu einer stabilen Mischung verbunden werden. Ein Emulgator ist so aufgebaut, dass er als Molekül einen wasserliebenden und fettliebenden Teil hat und so als »Bindeglied« zwischen Fett und Wasser wirken kann. Als Emulgator wirkt bei der Fettverdauung die Gallenflüssigkeit, die in der Leber produziert und in der Gallenblase gespeichert wird. Die Gallensäuren zerteilen die großen Fetttropfen in kleinere Tröpfchen, wodurch die Oberfläche für die fettspaltenden Enzyme vergrößert wird: Die sogenannte Pankreaslipase als eines dieser Enzyme zerlegt die Fette, indem sie die beiden äußeren Fettsäuren von den Triglyzeriden abspaltet. Die entstehenden freien Fettsäuren und das sogenannte Monoglyzerid (das Rückgrat, an dem noch eine Fettsäure in der Mitte dranhängt) sind nun »kleingehackt« genug, dass sie von den Zellen der Darmwand resorbiert werden können. In den Darmzellen werden die gerade zerlegten Fettsäuren wieder mit dem Rückgrat zu Triglyzeriden zusammengesetzt (so ein Aufwand, oder?!) und in eine Transportform, die sogenannten Chylomikronen, verpackt.

Die Chylomikronen sind allerdings so groß, dass sie nicht in die kleinen Blutgefäße in der Darmwand passen würden. Daher nutzt der Körper als Transportweg die Lymphe. Die Lymphe ist eine klare, wässrige Flüssigkeit, die im Lymphsystem zirkuliert, einem Netzwerk von Lymphgefäßen und Lymphknoten, das parallel zum Blutkreislauf verläuft. Die Lymphe gibt die Chylomikronen an einer speziellen Stelle in den Blutkreislauf ab (für alle, die es genau wissen wollen: im linken Venenwinkel am Übergang zwischen der Schlüsselbeinvene und der linken Halsvene). Dort sind die Blutgefäße groß genug, dass die Chylomikronen hineinpassen. Sobald die Chylomikronen in den Blutkreislauf übertreten, zirkulieren sie im Blut, wo sie Fettsäuren und andere Lipide zu Geweben wie Muskeln und Fettzellen transportieren.

Die abenteuerliche Reise der Fettpartikel im Blut

Nun zu den Lipoproteinen: Fett benötigt, um im Blut transportiert zu werden und an seinen Zielort zu gelangen, bestimmte Transportmittel: die Lipoproteine. Lipoproteine bestehen aus einer äußeren Hülle aus Phospholipiden und speziellen Proteinen. Im Inneren befinden sich Triglyzeride und Cholesterin, die zusammen transportiert werden. Es gibt verschiedene Arten von Lipoproteinen, die nach ihrer Dichte klassifiziert werden: Die Chylomikronen, die die Nahrungsfette und fettlösliche Vitamine von den Darmzellen des Dünndarms über die Lymphe in den Blutkreislauf transportieren, kennen wir bereits. Auf der Oberfläche der Chylomikronen befinden sich bestimmte Proteine, die wie Chipkarten funktionieren und mit denen sich bestimmte Türen öffnen lassen. Die »Kartenleser« befinden sich in bestimmten Endothelzellen, beispielsweise im Muskel oder im Herzen. Endothelzellen sind flache, spezialisierte Zellen, die Blut- und Lymphgefäße innen auskleiden. Sie glätten die innere Gefäßwand, was den Blutfluss erleichtert und Reibung minimiert.

Das Chylomikron mit seiner Chipkarte zirkuliert nun im Blut und kommt an bestimmten Endothelzellen vorbei, an denen es mit der Chipkarte andocken kann. Dieselbe Chipkarte aktiviert auch das Enzym Lipoproteinlipase, das die Triglyzeride (Fette) aus den Chylomikronen ausladen kann, sie in Glycerin und freie Fettsäuren zerlegt und eine Tür zur Zelle öffnet. Durch diese Tür gelangen das Glycerin und die freien Fettsäuren in die Zielzelle, wo sie der Energiegewinnung dienen oder weiterverarbeitet werden. Beim Ausladeprozess schrumpft das Chylomikron und verliert seine Chipkarte.

Glücklicherweise hat es noch eine zweite! Der Kartenleser dafür befindet sich in den Endothelzellen der Leber. Dort kann das geschrumpfte Chylomikron (»Überbleibsel«) andocken und wird in die Leberzelle aufgenommen. In den Leberzellen werden die verbliebenen Fettpartikel neu verpackt und in Form von VLDL (Very Low Density Lipoprotein), einem neuen Lipoprotein, wieder auf die Reise in den Blutkreislauf geschickt. Wie der Name schon sagt, ist das VLDL ein Lipoprotein mit einer sehr geringen Dichte, da es mehr Fette als Proteine enthält (Fette haben eine geringere Dichte als Proteine). Die Hauptaufgabe von VLDL besteht darin, Triglyzeride aus der Leber zu verschiedenen Geweben zu transportieren, um dort entweder als Energiequelle genutzt oder in Fettzellen gespeichert zu werden.

Auf seinem Weg verwandelt sich das VLDL durch Abgabe der Triglyzeride allmählich in LDL (Low Density Lipoprotein), welches dann vor allem Cholesterin transportiert. Die Aufgabe dieses Lipoproteins mit niedriger Dichte ist es, das Cholesterin aus der Leber zu den Körperzellen zu transportieren, wo es für verschiedene Funktionen benötigt wird. Cholesterin ist wichtig für den Aufbau von Zellmembranen, die Synthese von Vitamin D und die Produktion von Hormonen (z. B. den Sexualhormonen Testosteron, Östrogen und Progesteron, aber auch für Kortikosteroide wie Cortisol und Aldosteron).

Haben die Zellen keinen Bedarf mehr und will die Leber nichts zurücknehmen, weil sie gesättigt ist oder ihre Rezeptoren (wie bei bestimmten genetisch bedingten Fettstoffwechselstörungen) defekt oder zahlenmäßig reduziert sind, verbleibt zu viel LDL im Blut. Falls nun die Gefäßwände durch Risikofaktoren wie Bluthochdruck, Rauchen oder oxidativen Stress kleine Risse aufweisen, können die LDL-Partikel in die Gefäßwand eindringen und sich dort ablagern, wodurch sogenannte Plaques entstehen. Diese Plaques können die Arterien verengen und langfristig verhärten. Das behindert den Blutfluss, was den Blutdruck weiter erhöht, woraufhin die Gefäßwände noch mehr kleine Risse bekommen (besonders wenn sie durch die Verhärtung nicht mehr so elastisch sind). Mit der Zeit führt dieser Prozess zu Atherosklerose, einer Erkrankung, die das Risiko für Herz-Kreislauf-Probleme wie Herzinfarkt und Schlaganfall erhöht. Denn die Plaques können im schlimmsten Fall reißen, was Blutgerinnsel und akute Herz-Kreislauf-Ereignisse wie Herzinfarkte auslösen kann. LDL nennt man aus diesem Grund umgangssprachlich auch »schlechtes Cholesterin«, was unfair ist, da es wie alle anderen Lipoproteine auch eine wichtige Aufgabe erfüllt.

Das vierte Lipoprotein im Bunde ist das HDL (High Density Lipoprotein), das hauptsächlich in der Leber produziert wird.

Die Aufgabe dieses Lipoproteins mit hoher Dichte ist es, überschüssige Lipide im Körper einzusammeln und sie zurück zur Leber zu transportieren. In der Leber wird das Cholesterin entweder recycelt oder über die Gallenflüssigkeit ausgeschieden, um letztendlich über den Darm aus dem Körper entfernt zu werden. Du kannst dir das HDL wie einen kleinen Putzerfisch im Aquarium vorstellen, das an den Gefäßwänden entlanggeht und das Cholesterin aufnimmt, welches sich dort abgelagert hat. Normale bis hohe HDL-Werte können unter bestimmten Umständen eine Schutzwirkung gegen Arteriosklerose haben und das Risiko von Erkrankungen des Herz-Kreislauf-Systems senken. Das HDL bekommt deshalb alle Lorbeeren, umgangssprachlich spricht man vom »guten Cholesterin«.

Die verschiedenen Arten von Fettstoffwechselstörungen

Ist dein/deine Ärzt:in besorgt wegen deiner Blutfettwerte, dann in der Regel, weil das LDL-Cholesterin zu hoch, das HDL-Cholesterin zu niedrig oder das Gesamtcholesterin oder die Triglyzeridwerte erhöht sind – oder alles zusammen (siehe Tabelle 4). Die Cholesterinwerte, das Verhältnis von HDL zu LDL sowie die Triglyzeridwerte werden als Risikomarker für koronare Herzerkrankungen herangezogen (siehe Seite 135). Referenzwerte für gesunde Personen sowie Werte, die ein stark erhöhtes Risiko mit sich bringen, sind in der Tabelle auf der nächsten Seite zusammengefasst.

Normalwerte (Idealwerte in Klammern)	
Gesamtcholesterin	< 200 mg/dl (< 190 mg/dl)
LDL-Cholesterin	< 150 mg/dl (< 130 mg/dl)
HDL-Cholesterin	♀ ≥ 50 mg/dl, ♂ ≥ 40 mg/d
Triglyzeride	< 150 mg/dl (1,7 mmol/l)
Ein stark erhöhtes Risiko liegt vor bei:	
Gesamtcholesterin	> 240 mg/dl
LDL-Cholesterin	≥ 160 mg/dl
Triglyzeride	≥ 200 mg/dl

Tabelle 4: Referenzwerte für die Blutfette im Serum

Allgemein werden Fettstoffwechselstörungen in Hypertriglyzeridämien und Hypercholesterinämien unterteilt. Es gibt aber auch Mischformen. Eine Hypertriglyzeridämie ist eine Erkrankung, bei der die Triglyzeridspiegel im Blut erhöht sind und die normalen Grenzwerte überschreiten. Das erhöht das Risiko für verschiedene gesundheitliche Probleme, darunter Herz-Kreislauf-Erkrankungen und Pankreatitis (eine Entzündung der Bauchspeicheldrüse). Bei der Hypercholesterinämie handelt es sich um eine Störung des Fettstoffwechsels, bei der die Cholesterinwerte im Blut erhöht sind.

Da es an dieser Stelle den Rahmen sprengen würde, selbst auf die häufigsten Fettstoffwechselstörungen im Detail einzugehen, verweise ich auf die Deutsche Gesellschaft für Kardiologie und die Lipid-Liga.[316, 317] Neben den nationalen Leitlinien geben auch die europäischen Leitlinien Strategien für die Diagnostik und Therapie von Fettstoffwechselstörungen vor.[318]

Was verursacht eine Fettstoffwechselstörung?

Die meisten Fettstoffwechselstörungen entstehen aus einem Zusammenspiel von Genetik und Lebensstileinflüssen heraus. Folgende Faktoren begünstigen Fettstoffwechselstörungen:

- Erbliche Veranlagung
- Fettreiche Ernährung mit einem Übermaß an gesättigten Fettsäuren oder Transfetten
- Sehr kohlenhydratreiche oder zuckerreiche Ernährung
- Bewegungsmangel
- Bestimmte Erkrankungen, z. B. Schilddrüsenunterfunktion, Lebererkrankungen
- Bestimmte Medikamente, z. B. Gestagene, Androgene, Steroide, Betablocker
- Hormonelle Veränderungen, z. B. Schwangerschaft, Wechseljahre
- Rauchen
- Drogenkonsum
- Übermäßiger, regelmäßiger Alkoholkonsum (mehr als ein kleines Glas pro Tag)
- Ein hohes Körpergewicht

Moment, ein hohes Körpergewicht begünstigt Fettstoffwechselstörungen? Wie passt denn das zusammen mit der Aussage, dass wir Gewicht und Gesundheit besser unabhängig voneinander betrachten sollten (siehe Seite 44)? Jetzt gilt das doch nicht? Jein. Es ist kompliziert. Stoffwechselstörungen werden von einer Vielzahl an Faktoren beeinflusst, deshalb ist eine ganzheitliche Sichtweise auf die Gesundheit entscheidend. Dennoch kann ein hohes Körpergewicht in bestimmten Fällen stoffwechselbedingte Gesundheitsprobleme begünstigen und verstärken. Das bedeutet aber nicht, dass das *Gewicht allein* die *Ursache* ist. Lass mich ein kleines bisschen ausholen, damit das verständlich wird.

Die Energie, die zur Leber kommt, muss verbrannt werden

Das oberste Gebot im Fettstoffwechsel lautet: Die Energie, die zur Leber kommt, muss verbrannt werden. Wenn zu viele Nährstoffe in der Leber ankommen – egal ob Kohlenhydrate, Proteine oder Fette – und nicht sofort für den Energiebedarf des Körpers genutzt werden können, kann dies verschiedene ungünstige Folgen haben. Überschüssige Energie, insbesondere aus Fetten, einfachen Kohlenhydraten und Zucker, wird in der Leber in Triglyzeride umgewandelt. Kann die Leber diese nicht mehr verarbeiten, weil ihre Kapazität überschritten ist, behilft sie sich damit, sie in den Leberzellen zwischenzulagern. Eigentlich ist das nur eine Notlösung. Kommt aber dauerhaft zu viel Energie rein, hat die Leber keine Möglichkeit, dieses Zwischenlager wieder abzubauen, und es füllt sich mit der Zeit. Dies kann langfristig zu einer Fettleber führen, die eine nichtalkoholische Fettlebererkrankung oder in schweren Fällen eine Leberentzündung auslösen kann (siehe Seite 164).

Eine weitere Folge der gesteigerten Triglyzeridsynthese in der Leber ist eine erhöhte VLDL-Produktion, da die Triglyzeride nicht wasserlöslich sind und im Blut einen »Transporter« brauchen. Deshalb werden sie erst in die VLDL verpackt und anschließend in den Blutkreislauf freigesetzt. (Das wissen wir schon und dieser Punkt ist einer der Gründe, warum ich dich vor ein paar Seiten durch die Biochemie des Fettstoffwechsels gequält habe, siehe Seite 145). Geschieht dies regelmäßig in übermäßigem Maße, steigen die Triglyzeridwerte im Blut an – und das kann das Risiko für Herz-Kreislauf-Erkrankungen erhöhen. Bei einem hohen Körpergewicht sind in den Fettzellen, den sogenannten Adipozyten, viele Triglyzeride gespeichert. Die Adipozyten haben aber nur eine gewisse Speicherkapazität. Wird diese überschritten, dann »purzeln« die Fettsäuren einfach aus den Fettzellen raus und rein ins Blut. Dadurch laufen mehr freie Fettsäuren bei der Leber an und sie kommt in die Bredouille (siehe Seite 151).

Der Körper löst dieses Problem, indem er Energie in Form von Fett in Geweben speichert, in denen dieses eigentlich nichts zu suchen hat, wie beispielsweise in der Leber (das hatten wir gerade schon), aber auch in den Muskelzellen, rund um das Herz oder in der Bauchspeicheldrüse. Das wird als ektopische Fettablagerung bezeichnet und tritt auf, wenn die regulären Speicherorte für Fett, z. B. das Unterhautfettgewebe, bereits ausreichend gefüllt sind. Ektopische Fetteinlagerungen können gesundheitliche Probleme anfeuern oder ein bereits bestehendes Ungleichgewicht verschärfen.

Wenn Fett in den Muskeln abgelagert wird, kann das die Funktion der Muskeln beeinträchtigen und zur Entwicklung einer Insulinresistenz beitragen. Du kannst dir das vereinfacht etwa so vorstellen: Die eingelagerten Lipide in der Muskelzelle verursachen eine Fehlfunktion im Insulinrezeptor und stören die Signalkaskade in der Zelle. Dadurch kommt bei den Glukoserezeptoren die Aufforderung »Tür auf« nicht an, was die Insulinresistenz verstärkt (siehe Seite 115). Die Glukose verbleibt im Blut und der Blutzucker bleibt erhöht, was wiederum die Insulinproduktion ankurbelt. Wenn die überschüssige Glukose, die aus genannten Gründen nicht in die Zellen eintreten kann, dann wiederholt in der Leber vorbeikommt, bastelt diese daraus Triglyzeride, die dann ebenfalls im Blut anfluten und ebenfalls wieder irgendwo gelagert werden müssen – wenn noch Platz ist, im Unterhautfettgewebe, und ansonsten in und um die Organe im Bauchraum. Eine ektopische Fetteinlagerung verschärft dadurch die Insulinresistenz, die wiederum die Fetteinlagerungen begünstigt – ein Negativkreislauf entsteht.

Bei einem anhaltenden Energieüberschuss, aber insbesondere bei einem Überfluss an Glukose, kann die Leber anfangen, zusätzlich noch Glukose zu produzieren, selbst wenn der Blutzuckerspiegel bereits hoch ist. Eigentlich total unlogisch – aber nur auf den ersten Blick. Der Grund ist, dass auch die Leberzellen insulinresistent werden und das Signal, die Glukoseproduktion zu drosseln, wenn viel Insulin im Blut ist, nicht mehr effektiv bei ihnen ankommt. Dieser Mechanismus führt zu noch höheren Blutzuckerwerten und verstärkt das Problem weiter.

Schlechte Blutwerte bedeuten nicht automatisch schlechter Lebensstil

Wenn jemand schlechte Blutwerte hat, bedeutet das aber nicht automatisch, dass die Person auch einen schlechten Lifestyle hat. Wir leben in einer Leistungsgesellschaft, die tagtäglich von uns erwartet, an unsere Grenzen und weit darüber hinaus zu gehen (siehe Seite 68). Generell führt chronischer Stress, wie er im Allgemeinen bei Gewichtsstigmatisierung oder Diskriminierung, aber auch bei Überlastung im Alltag, Beziehungsproblemen oder finanzieller Unsicherheit erlebt wird, zu erhöhten Cortisolspiegeln im Blut[319, 320] (siehe Seite 81). Cortisol fördert die Lipolyse (den Abbau von Fettgewebe), wodurch freie Fettsäuren ins Blut freigesetzt werden.

Diese Fettsäuren werden in der Leber zur Energiegewinnung verwendet. Was nun folgt, kennen wir schon: Der Körper kann nicht alle freien Fettsäuren sofort zur Energiegewinnung nutzen, wandelt überschüssige freie Fettsäuren in Triglyzeride um und die Leber produziert vermehrt VLDL, um die Triglyzeride im Blut zu transportieren. Das VLDL gibt die Triglyzeride an die Zielgewebe ab und das übrig bleibende VLDL-Partikel wird zu LDL umgewandelt. Cortisol führt dadurch indirekt zu einer Erhöhung von LDL, das mit einem erhöhten Risiko für

Herz-Kreislauf-Erkrankungen assoziiert ist.[321] Zusätzlich zu den Auswirkungen auf den Cholesterinspiegel erhöht Stress über die Wirkung von Cortisol und Adrenalin auch den Blutdruck, sodass das Risiko für kleine Verletzungen in der Gefäßwand und damit die Entstehung von Plaques steigt.

Viele Aspekte unserer heutigen Umgebung und unseres Lebensstils können permanenten Stress verursachen, den wir gar nicht mehr bewusst wahrnehmen (siehe Seite 80). Wir sind einfach nicht gemacht für ständigen Zeitdruck, Überlastung, fehlende Bewegung, kontinuierliche Reizüberflutung, künstliches Licht, Schlafmangel und soziale Isolation, um nur ein paar Beispiele zu nennen. Auch wenn wir das nicht bewusst wahrnehmen, hat alles um uns herum und alles, was mit unserem Körper passiert, auch immer einen Einfluss auf den Fettstoffwechsel, und unter den Bedingungen, unter denen der moderne Homo sapiens heute lebt, ist dieser Einfluss nicht unbedingt positiv. Denn unsere heutige Lebensweise weicht an vielen Stellen stark von den natürlichen, evolutionär geprägten Bedingungen ab, an die der menschliche Körper ursprünglich angepasst war und auch heute immer noch ist (in der Evolution sind 10.000 Jahre ein Wimpernschlag).

Von unterschiedlichen Lebensrealitäten, Ressourcen und Privilegien

So viele Dinge haben eine enorme Auswirkung auf die körperliche, aber auch mentale Gesundheit. Manche Menschen sind aufgrund ihrer persönlichen Rahmenbedingungen in ihrer Bewegungsfähigkeit eingeschränkt. Andere haben aufgrund ihres Jobs oder der Situation in der Familie ein hohes Stressniveau. Wieder andere können sich nicht in dem Ausmaß »gesunde« Nahrungsmittel leisten, wie es nötig wäre, um sich und ihre Familie gut zu versorgen etc. (Es ist keine besonders bahnbrechende Neuigkeit, dass ein niedriger sozioökonomischer Status mit einem erhöhten Mortalitätsrisiko und einer verringerten Lebenserwartung einhergeht.[322, 323]) All das verursacht nicht nur körperlichen, sondern auch psychischen Stress, der sich durch Angst, Schuldzuweisungen und (mediale) Panikmache weiter zuspitzt. Eine Angststörung mit hohen Cortisolwerten allein kann den Körper in eine massive Freisetzung von freien Fettsäuren ins Blut hineintreiben (und der gerade beschriebene Negativkreislauf entsteht).

Je größer der Stress, umso schlechter funktioniert der Fettstoffwechsel, umso schlechter kann der Körper aus dem körpereigenen Fettgewebe Energie gewinnen und so ein eventuelles Kaloriendefizit ausgleichen (siehe Seite 28). Das Risiko, schneller in einen realen Energiemangel zu geraten, wird dadurch massiv erhöht. Der Körper braucht aber die Energie, um zu funktionieren. Wenn sie weder durch die Nahrung reinkommt noch auf körpereigene Reserven zurückgegriffen werden kann, ist er gezwungen, den Stoffwechsel anzupassen, um den realen Energiemangel irgendwie auszugleichen – mit allen negativen Folgen. Fazit: Befindet sich der Körper in einem Stresszustand, ist der Fettstoffwechsel blockiert, eine vernünftige Regeneration ist nicht möglich, der energetische Notzustand ist vorprogrammiert und die Diät ist von vornherein zum Scheitern verurteilt. So einfach ist das.

Es ist daher nicht in Ordnung, Individuen die Schuld an ihrem Gesundheitszustand zu geben und immer einem hohen Körpergewicht alles in die Schuhe zu schieben. Mal ganz abgesehen von den gerade angesprochenen Stoffwechselprozessen: Selbst wenn jemand *theoretisch* weniger essen und sich mehr bewegen *könnte*, kann es sein, dass die mentale Gesundheit darunter leiden würde oder die Rahmenbedingungen aufgrund sozioökonomischer Faktoren oder Erkrankungen eine Veränderung einfach nicht möglich machen. Nein, wir haben nicht alle dieselben

Kapazitäten, Unterstützungsmöglichkeiten, Verhältnisse, Ressourcen, Lebenserfahrungen, Lebensrealitäten, Gewichtshistorien, körperlichen und mentalen Konstitutionen und Ziele. Darum ist der Satz »Wenn ich es schaffe, dann kannst du es auch« eine privilegierte, unreflektierte Aussage, die den meisten Menschen einfach nicht hilft.

Es gibt ganz sicher Menschen, die mit einer bestimmten Ernährungsweise oder einem bestimmten Lifestyle tolle Erfolge vorzuweisen haben. Ein persönlicher Erfahrungsbericht oder eine individuelle Abnehmgeschichte ist aber keine aussagekräftige klinische Studie und macht die Person auch nicht automatisch zum/zur Ernährungs-, Adipositas- oder Gesundheitsexpert:in. Dazu gehört schon ein bisschen mehr.

Was hilft bei Fettstoffwechselstörungen?

Wir kennen das schon von irgendwoher: Ein gutes Stressmanagement, ausreichend qualitativ hochwertiger Schlaf, regelmäßige Bewegung im Rahmen der eigenen Möglichkeiten und eine ausgewogene Ernährung (dazu gleich mehr) können dabei helfen, die Blutfettwerte zu verbessern und das Risiko für Herz-Kreislauf-Erkrankungen zu senken. Es kann trotzdem sein, dass man um Medikamente nicht herumkommt – das bitte immer direkt mit dem/der behandelnden Ärzt:in absprechen.

Falls du mit dem Gedanken spielst, aktiv Gewicht zu reduzieren, dann mach das bitte so langsam wie irgend möglich. Eine für den Fettstoffwechsel zumutbare Gewichtsabnahme liegt wahrscheinlich bei maximal 1–2 kg pro Monat – und selbst das kann unter Umständen schon zu viel sein (siehe Seite 31). Was leider viel zu wenig bekannt ist: Wenn Fettdepots zu schnell abgebaut werden, kann es richtig brenzlig werden. Nicht nur in einem sehr hohen Kaloriendefizit, z. B. bei hypokalorischen Formuladiäten, sondern auch bei bariatrischen Operationen oder beim Einsatz von Medikamenten zur Gewichtsreduktion kann ein Gewichtsverlust so schnell erfolgen, dass die Leber unter Umständen mit freien Fettsäuren regelrecht überflutet wird. Liegt nun gleichzeitig eine massive (und eventuell unerkannte) Fettstoffwechselstörung vor, können die Cholesterinwerte, insbesondere das LDL, durch die Decke gehen – diese Möglichkeit müssen wir auf dem Schirm haben. Das Gefährliche an Fettstoffwechselstörungen ist, dass oft lange keine Anzeichen vorhanden sind und alles gut geht, bis dann ein Manifestationsfaktor hinzukommt. Dieser Faktor kann auch eine (zu) schnelle Gewichtsabnahme sein (siehe Seite 150).

Derselbe Effekt der Leberüberlastung entsteht aber nicht nur, wenn ein sehr hohes Kaloriendefizit durch zu wenig Nahrung entsteht, sondern auch bei zu viel Sport. Bei Menschen, die exzessiv Ausdauersport betreiben (wir sprechen hier von mehreren Stunden pro Tag in einem aeroben Bereich, in dem der Körper vorwiegend Fett als Energiequelle heranzieht), können ebenfalls sehr viele Fettsäuren anfluten und das LDL-Cholesterin stark erhöhen. Dadurch steigt das kardiovaskuläre Risiko massiv und vor allem sprunghaft an.

Bei einer Veränderung des Lebensstils in einer Weise, die eine schnelle Gewichtsreduktion beinhalten könnte, ist es daher von zentraler Bedeutung, im Vorfeld abzuklären, ob eine Fettstoffwechselstörung vorliegen könnte. Denn dadurch wäre das potenzielle Risiko überdimensional gesteigert, eine böse Überraschung zu erleben – und ja, mit »böse Überraschung« meine ich im schlechtesten Fall Herzinfarkt oder tot umfallen. Das schreibe ich nicht, um dir Angst zu machen, sondern weil es immer wieder vorkommt, dass Menschen beim (Halb-)Marathon sterben oder ihren Lebensstil positiv verändern und ein paar Monate später plötzlich einen Herzinfarkt erleben, obwohl sie doch »alles richtig gemacht« haben. Positive Veränderungen sind super, aber nicht, wenn sie Körper, Geist und Seele überfordern und überlasten. Viel hilft nicht immer viel. Manchmal ist weniger mehr und führt schneller zum Ziel.

Ernährungsempfehlungen bei Fettstoffwechselstörungen

Eine Hauptzutat, um Fettstoffwechselstörungen ernährungstechnisch positiv zu beeinflussen, ist Gemüse, Gemüse und nochmals Gemüse. Eine ballaststoffreiche Ernährung mit Gemüse, Salat, Obst, Hülsenfrüchten und Vollkornprodukten kann erhöhte Cholesterinwerte senken. Optimal wären 30–40 g Ballaststoffe pro Tag. Aber bitte nicht von null auf hundert. Falls Ballaststoffe bisher nicht so häufig gesehene Gäste auf dem Teller waren, bitte die Menge langsam steigern, damit keine Nebenwirkungen wie Blähungen, Bauchschmerzen, Verstopfung oder Durchfall auftreten.

Lösliche Ballaststoffe als Wunderwaffe

Alle Ballaststoffe haben einen positiven Effekt auf den Fettstoffwechsel, aber insbesondere wasserlösliche Ballaststoffe, wie z. B. Pektine, Beta-Glucane oder Flohsamenschalen. Sie binden Gallensäuren im Darm, die mit dem Stuhl ausgeschieden werden, anstatt (wieder) in den Körper aufgenommen zu werden. Der Körper muss dadurch Gallensäuren nachproduzieren, weshalb sich durch eine ballaststoffreiche Ernährung Cholesterin aus dem Körperkreislauf entfernen lässt. Pektinreich sind z. B. Äpfel, Quitten, Zitrusfrüchte, Johannisbeeren, Heidelbeeren, Stachelbeeren, Preiselbeeren, Kohlarten und Möhren. Beta-Glucan ist der lösliche Ballaststoff – die »schleimige« Komponente – in Haferflocken oder Gerste. Flohsamenschalen sind als Nahrungsergänzungsmittel erhältlich und lassen sich beispielsweise in Joghurt, Müsli oder Porridge einrühren. Aber Achtung: Lösliche Ballaststoffe binden auch bestimmte Medikamente, daher bitte immer mit den behandelnden Ärzt:innen oder in der Ernährungsberatung abklären, ob es bei den eigenen Medikamenten etwas zu beachten gibt.

Lösliche Ballaststoffe verlangsamen zudem die Magenentleerung und die Aufnahme von Nährstoffen bei der Verdauung. Sie bilden mit Wasser eine gelartige Substanz, die den Nahrungsbrei im Magen und Darm verdickt und das Volumen des Nahrungsbreis erhöht. Das führt zu einer verlängerten Sättigung sowie zu einem stabileren Blutzuckerspiegel, da durch die langsamere Verdauung Insulinspitzen vermieden werden. Lösliche Ballaststoffe reduzieren damit indirekt auch die Menge an Fett, die auf einmal in den Blutkreislauf gelangt, was wiederum das Risiko senkt, die Leber zu überlasten. Indem Ballaststoffe das Volumen der Nahrung erhöhen und, sofern es sich nicht um Supplemente handelt, gut gekaut werden müssen, ist es schwieriger, zu viel Energie auf einmal zu verzehren. Die Leber kann aufatmen und anfangen, die Zwischenlager auszuräumen, sprich, die Fetteinlagerungen abzubauen, wo sie nicht hingehören, beispielsweise im Bauchraum oder in und um den Organen.

Gleichmäßige ausgewogene Mahlzeiten statt großer Essenspausen

Eine wichtige Maßnahme in die gleiche Richtung ist es, die Mahlzeiten und die Energiezufuhr gleichmäßiger über den Tag zu verteilen. Häufig wird bei Fettstoffwechselstörungen Intervallfasten (siehe Seite 127) verschrieben, aber das kann unter Umständen große Probleme im Fettstoffwechsel anrichten. Wer den Großteil des Tages nichts isst und dann eine sehr große oder zwei große Mahlzeiten in einem kleinen Zeitfenster, wird mit ziemlicher Sicherheit die Leber überlasten, da zu schnell zu viele Makronährstoffe anschwemmen. Diese Flut kann die Leber nicht so schnell verarbeiten oder verteilen. Sie wandelt sie daher in Triglyzeride um und lagert sie ein (siehe Seite 151). Empfohlen wird daher, üppige Mahlzeiten zu vermeiden und eine Mahlzeitenstruktur mit drei bis fünf Mahlzeiten, gleichmäßig über den Tag verteilt, zu etablieren.

Bloß keine Angst vor Fetten!

Olivenöl, insbesondere extra natives Olivenöl, ist bekannt für seine positiven Effekte auf die Herzgesundheit. Diese Wirkung wird vor allem auf seinen hohen Gehalt an einfach ungesättigten Fettsäuren (vor allem Ölsäure) sowie auf seine antioxidativen Inhaltsstoffe, wie Polyphenole, zurückgeführt. Auch ungesättigte Fettsäuren wie Omega-3-Fettsäuren können sich positiv auf die Cholesterinwerte auswirken und sind vor allem in fettreichem Fisch (Makrele, Lachs, Sardine, Forelle, Thunfisch), bestimmten Ölen (Rapsöl, Weizenkeimöl, Hanföl, Leinöl, Walnussöl, Chiaöl), Samen (Chia-Samen, Leinsamen) und Nüssen (Walnüssen, Haselnüssen, Paranüssen, Erdnüssen, Pekannüssen, Maronen) zu finden.

Früher empfahl man, möglichst auf gesättigte Fette zu verzichten. Heute liegt der Fokus eher darauf, den Anteil an einfach ungesättigten Fettsäuren zu erhöhen und möglichst viele verschiedene Fette zu verzehren. Nur von Transfetten, die besonders in industriell gefertigter, hochprozessierter Nahrung zu finden sind, wird abgeraten. Es kann eine wirkungsvolle Stellschraube sein, anstelle von Fast Food alternative leckere Produkte zu finden oder sie selbst herzustellen. Wenn das nicht machbar ist, sollte man sie mit größtmöglichem Genuss und sehr bewusst verzehren und gut auf die Signale des Körpers achten (Verbote bringen nichts, das macht Lebensmittel in der Regel nur noch interessanter). Von einer fettarmen Ernährung wird eher abgeraten, da sie das Risiko für Gallensteine erhöht. Werden nur wenig Fette verzehrt, wird der Gallenfluss nicht richtig gewährleistet, da bei einer fettarmen Ernährung nur sehr wenige Fette verdaut werden müssen. In der Beratungspraxis zeigt sich zudem, dass bei einer fettarmen Ernährung die Fette in der Regel durch Kohlenhydrate ausgetauscht werden. Dadurch kann der Blutzuckerspiegel Achterbahn fahren, was – wie wir schon wissen – eine Fettstoffwechselstörung eher verschärft als verbessert (siehe Seite 151).

Allein auf cholesterinhaltige Nahrungsmittel wie Eier, Fleisch, Meeresfrüchte oder Vollmilchprodukte zu verzichten, würde den Cholesterinspiegel wahrscheinlich kaum ändern. Cholesterin gehört zwar auch zu den Nahrungsfetten, gelangt aber nur teilweise über Nahrung in den Körper. Zum größten Teil wird Cholesterin im Körper selbst hergestellt, überwiegend in der Leber. Wird wenig Cholesterin von außen zugeführt, steigt die körpereigene Produktion. Wird viel Cholesterin über die Nahrung aufgenommen, bildet der Körper weniger – zumindest ist das theoretisch so, wenn alles funktioniert, wie es vorgesehen ist. Die maximale Aufnahmekapazität für Cholesterin im Darm liegt je nach Studie bei ca. 300–500 Milligramm pro Tag.[324, 325] Wer sicher etwas über die Ernährung erreichen will, muss also weniger als 300 mg Cholesterin pro Tag essen. Bei einem Ei liegt man definitiv darunter, bei zwei Eiern knapp an der Grenze oder schon darüber und mit vier Eiern ist die maximale Kapazität auf jeden Fall längst überschritten. Darum sind die Studien, ob und wie viel sich mit Ernährung erreichen lässt, nicht eindeutig: Es wird viel zu selten geprüft, ob die Cholesterinaufnahme tatsächlich unter die maximale Aufnahmekapazität gesenkt wurde.

Das Tellermodel als praktische Hilfestellung

Im Alltag eignet sich das Tellermodell besonders gut, um eine ausgewogene, nährstoffreiche Ernährung zu fördern (siehe Seite 163, Abbildung 3). Es ist ein einfaches und visuelles Konzept zur Gestaltung einer ausgewogenen Mahlzeit. Es hilft, eine ausgewogene Verteilung von Nährstoffen sicherzustellen, indem es den Teller in verschiedene Segmente aufteilt, die jeweils eine bestimmte Lebensmittelgruppe darstellen. Der größte Teil des Tellers, etwa 50 Prozent, ist mit Gemüse oder Salat belegt; ein Teil davon kann auch Obst sein. Ein Viertel des Tellers (25 Prozent) enthält stärkehaltige Lebensmittel wie Kartoffeln, Hülsenfrüchte, Reis, Nudeln, Quinoa, Brot u. a. Wer mag, greift gerne zur Vollkornvariante (siehe Seite 126). Ein weiteres Viertel des Tellers (25 Prozent) ist mit proteinreichen Lebensmitteln gefüllt, wie Fleisch, Fisch, Eiern, Tofu oder Hülsenfrüchten (z. B. Bohnen, Linsen). Günstige Fette, wie Olivenöl, Nüsse, Samen oder Avocado, sollten in kleinen Mengen in die Mahlzeit integriert werden.

Avocados sind eine günstige Fettquelle, sollten jedoch nicht überkonsumiert werden, da sie je nach Anbaumethode durch hohen Wasserverbrauch und weite Transportwege im Vergleich zu anderen pflanzlichen Fettquellen eine große Umweltbelastung darstellen können. Auch bei Fleisch kann es sich lohnen, den Konsum bewusst zu gestalten und lieber etwas weniger zu verzehren, aber dafür auf Qualität sowie nachhaltige Herkunft zu achten (wenn du das für dich umsetzen kannst und möchtest).

Da das Tellermodell auf westlichen Ernährungsgewohnheiten basiert, ist die Empfehlung aber nicht für jede Person umsetzbar, z. B. aufgrund kultureller Unterschiede, individuellen Ernährungsbedürfnissen oder psychologischen Aspekten. Das Tellermodell kann daher eine praktische Orientierungshilfe für eine ausgewogene Ernährung sein, muss aber immer individuell angepasst werden.

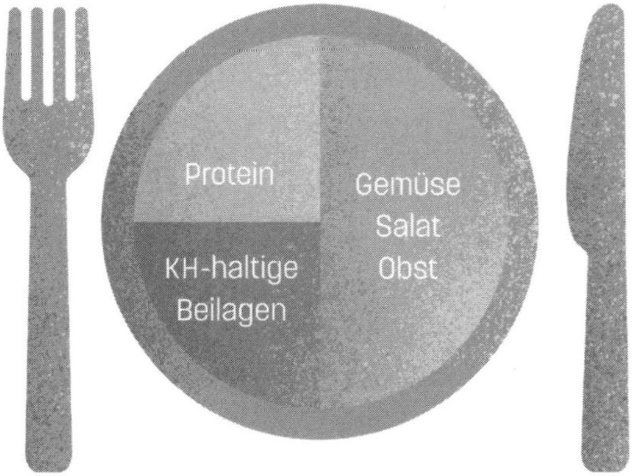

Abbildung 3: Tellermodell

Möchtest du das Modell für dich nutzen, stellt es sicher, dass die Mahlzeit alle wichtigen Nährstoffe enthält, ohne dass eine bestimmte Gruppe überbetont wird. Es ist leicht umsetzbar, weil keine genauen Kalorien oder Grammangaben notwendig sind, und lässt sich an viele Ernährungspräferenzen anpassen. Da Ballaststoffe und Proteine stärker sättigen als Kohlenhydrate, sinkt das Risiko, sich zu überessen und mehr Energie aufzunehmen, als der Körper benötigt (Volumenprinzip). Vielleicht geht dir das auch so: Ein Teller Nudeln mit Sahnesoße flutscht einfach sehr viel leichter herunter als ein Stück Fleisch oder Fisch oder Tofu (je nach Vorliebe) mit einer kleinen Kohlenhydratbeilage und einer großen Schüssel gemischtem Salat – die zweite Variante kann essenstechnisch echt Arbeit bedeuten. Sich mithilfe des Tellermodells zu fragen, ob Ballaststoffe und Proteine in die Mahlzeit integriert sind, führt automatisch dazu, dass die Mahlzeiten nicht übermäßig energie- oder kohlenhydratlastig, sondern nährstoffreich und ausgewogen zusammengestellt sind. Aber bitte wie immer mit viel Neugierde und nicht dogmatisch. Eine gesunde, ausgewogene und abwechslungsreiche Ernährung hat auch Platz für den Teller Nudeln mit Soße ohne alles.

Nichtalkoholische Fettleber

Eine Fettleber ist eine Erkrankung, bei der sich übermäßig Fett in den Leberzellen ansammelt (siehe Seite 151). Diese Erkrankung kann die normale Funktion der Leber beeinträchtigen und, wenn sie nicht behandelt wird, zu Entzündungen, Leberschäden und langfristig zu schwereren Erkrankungen wie Fettleberhepatitis, Leberzirrhose oder sogar Leberkrebs führen. Anfangs entwickelt sich eine Fettleber oft ohne erkennbare Symptome. Bei einem Verdacht auf Fettleber setzen Ärzt:innen standardmäßig Ultraschalluntersuchungen ein, um sie frühzeitig zu erkennen. Auch eine Blutabnahme zur Bestimmung der Leberenzyme wird häufig zur Diagnose durchgeführt. Grundsätzlich gilt allerdings: Erst wenn Leberschäden schon sehr weit fortgeschritten sind, macht sich das im Blutbild anhand einer Erhöhung der sogenannten Leberwerte bemerkbar.

Wichtige Basisparameter sind ALT (Alanin-Aminotransferase), AST (Aspartat-Aminotransferase), alkalische Phosphatase (AP), Gamma-GT (GGT) und Bilirubin. Der GGT-Wert (Gamma-Glutamyltransferase) im Blut wird häufig als Marker zur Beurteilung der Lebergesundheit verwendet. GGT, ein Enzym, das hauptsächlich in der Leber, aber auch in anderen Organen wie Nieren und Bauchspeicheldrüse vorkommt, kann bereits bei einer reinen Fettleber erhöht sein. Bei einer entzündeten Fettleber sind häufig zusätzlich ALT und AST erhöht. Die Leber verfügt über keine Nervenzellen, daher verspüren Menschen mit einer Fettleber oder einer Fettleberentzündung meist keine Schmerzsignale. In der Regel wird eine Kombination aus Anamnese, Bluttests und bildgebenden Verfahren verwendet, um die Diagnose zu stellen und den Schweregrad der Fettleber zu beurteilen. Allgemein werden drei Stufen der Fettleber unterschieden, und zwar:

- die reine Fettleber ohne entzündliche Reaktion,
- eine Fettleber mit entzündlicher Reaktion und
- die Leberzirrhose.

Eine alkoholische Fettlebererkrankung entsteht durch übermäßigen Alkoholkonsum, da Alkohol den Fettstoffwechsel in der Leber stört und zu einer vermehrten Fettspeicherung führt. Im Folgenden wird es aber um die nichtalkoholische Fettleber (NAFLD) gehen, die bei Menschen auftritt, die keinen oder wenig Alkohol konsumieren. Die NAFLD ist die weltweit häufigste Lebererkrankung und betrifft ca. 25 Prozent der erwachsenen Bevölkerung, Tendenz steigend.[326, 327] Bei Patient:innen mit Typ-2-Diabetes liegt die Prävalenz bei über 50 Prozent.[328] Ganz allgemein gesprochen entsteht eine NAFLD, wenn ein Ungleichgewicht zwischen der Einlagerung und dem Abbau von Fett in der Leber vorliegt. Dieses Ungleichgewicht kann dazu führen, dass sich mit der Zeit Fett in der Leber ansammelt. Wichtig an der Stelle ist zu betonen, dass eine nichtalkoholische Fettleber nicht zwangsläufig bedeutet, dass jemand »falsch« gegessen hat. Die Ernährung kann zu einer NAFLD beitragen, ist aber nicht der einzige Faktor und ganz sicher nicht die alleinige Verursacherin.

Folgende Symptome – die zugegebenermaßen aber sehr unspezifisch sind und viele andere Ursachen haben können – können möglicherweise ein Hinweis auf eine Fettlebererkrankung sein:

- Anhaltende Müdigkeit und Antriebslosigkeit
- Konzentrationsstörungen

- Druckgefühl im rechten Oberbauch
- Häufiges Völlegefühl
- Beschwerden beim Liegen auf der rechten Seite
- Dunkler Urin (trotz ausreichenden Flüssigkeitskonsums)
- Heller Stuhl

Was verursacht die nichtalkoholische Fettleber?

Wahrscheinlich verursacht eine Kombination aus Genetik, dem Vorhandensein metabolischer Risikofaktoren und Lebensstilfaktoren (z. B. fehlende Bewegung, Rauchen, Alkoholkonsum, Stress und übermäßige Ernährung) das Ungleichgewicht im Leberstoffwechsel[329, 330] (siehe Seite 148). Zu den metabolischen Risikofaktoren gehören u. a. Bluthochdruck, Dyslipidämie (erhöhte Cholesterinspiegel und Triglyzeridwerte im Blut), eine Anhäufung von viszeralem Fett (Bauchfett ist im Vergleich zu Unterhautfett stoffwechselaktiver) und eine Insulinresistenz[331, 332] (siehe Seite 167). Auch einige Medikamente können als Nebenwirkung Fettablagerungen in der Leber begünstigen, wie nichtsteroidale Entzündungshemmer (z. B. Paracetamol), Kortikosteroide oder bestimmte Herz- und Rheumamedikamente.

Metabolisches Syndrom

Die Bezeichnung metabolisches Syndrom bezieht sich auf die folgende Gruppierung von Risikofaktoren und Symptomen

- Erhöhte Ansammlung von viszeralem Fett (übermäßiges Bauchfett)
- Insulinresistenz bzw. Diabetes Typ 2
- Bluthochdruck
- Fettstoffwechselstörung

Das Vorhandensein dieser Faktoren kann das Risiko für die Entwicklung chronischer Erkrankungen wie koronare Herzerkrankungen erhöhen oder auch Erkrankungen wie Diabetes Typ 2 oder nichtalkoholische Fettleber weiter verschärfen. Als typische »Lösung« für das metabolische Syndrom wird die vorsätzliche Gewichtsabnahme empfohlen, die aber für den Großteil aller Menschen nicht nachhaltig ist. Ein gesundes Ess- und Bewegungsverhalten in Kombination mit einem effektiven Stressmanagement und ausreichend erholsamem Schlaf kann dagegen langfristig dazu beitragen, die Wahrscheinlichkeit solcher Risikofaktoren und das Fortschreiten der chronischen Erkrankungen zu verringern.

Auch eine Insulinresistenz und ein Diabetes Typ 2 gelten als mögliche Ursache (siehe Seite 112) einer NAFLD. Umgekehrt kann die Fettlebererkrankung auch einer Diabetes-Erkrankung vorausgehen: Menschen mit einer NAFLD haben ein erhöhtes Risiko für Typ- 2-Diabetes und Herz-Kreislauf-Erkrankungen.[334, 335] Einmal mehr stellt sich die Frage, was zuerst da war, das Huhn oder das Ei.

Was hilft gegen die nichtalkoholische Fettleber?

Angesichts des Mangels an zugelassenen pharmakologischen Interventionen bei NAFLD empfiehlt die Leitlinie eine »gezielte Bekämpfung« eines hohen Körpergewichts als primäre Behandlungsmaßnahme.[336] Aber nur weil jemand eine Diagnose hat, funktionieren Diäten dann nicht besser oder nachhaltiger. Wenn du dich dazu entschließt, deiner nichtalkoholischen Fettleber etwas entgegenzusetzen, ohne den Fokus auf das Gewicht legen zu wollen, helfen – wenig überraschend – genau dieselben Maßnahmen wie auch bei Bluthochdruck, Fettstoffwechselstörungen, Insulinresistenz und Diabetes Typ 2.[337]

- Gutes Stressmanagement
- Ausreichender und erholsamer Schlaf
- Regelmäßige Bewegung
- Eine abwechslungsreiche, nährstoffreiche und ballaststoffreiche Ernährung

Regelmäßig Alkohol zu trinken, kann eine nichtalkoholische Fettleber dagegen zusätzlich belasten.[338, 339] Alkohol ist ein Zellgift, das schnell unschädlich gemacht werden muss. Das bedeutet, die Verstoffwechslung des Alkohols hat oberste Priorität und stört den normalen Fettstoffwechsel in der Leber. Alkohol fördert gleichzeitig die Speicherung von Fett in den Leberzellen. Regelmäßiger Alkoholkonsum verstärkt die Fettablagerung in der Leber weiter, kann Leberzellen schädigen, Entzündungen vorantreiben und eine bereits vorhandene Leberfunktionsstörung verschärfen. Fruchtsäfte und Limonaden sind zwar nicht ganz so »effektiv« wie Alkohol, können aber auch zur Entstehung oder Verschlechterung einer Fettleber beitragen, wenn sie regelmäßig in großen Mengen konsumiert werden.

Es geht mir nicht darum, dir den Alkohol zu verbieten. Das bringt eh nichts. Falls du mehr Alkohol konsumierst, als du möchtest, kannst du dir auch an dieser Stelle die Frage stellen, welche Funktion er für dich einnimmt (siehe Seite 75).

Ernährungsempfehlungen bei nichtalkoholischer Fettleber

Das mag dich jetzt vielleicht überraschen, weil auch Fettleber-Patient:innen oft Intervallfasten empfohlen wird. Aber Betroffene profitieren häufig mehr von drei bis sechs kleinen, über den Tag verteilten Mahlzeiten. In der Beratungspraxis zeigt sich, dass die Patient:innen bei mehreren kleinen Mahlzeiten im Tagesverlauf oft direkt positive Veränderungen in ihrem Energielevel sehen. Wie schon mehrfach angesprochen, ist es wichtig, zuerst ein stabiles Fundament zu schaffen und erst dann die Wände des Hauses hochzuziehen. Bevor du dich dem widmen kannst, *was* du isst, ist es zunächst ratsam, ausreichend (aber nicht übermäßig) zu essen und sich wieder besser mit den inneren Signalen wie Hunger und Sättigung zu verbinden. Versuche, den Hunger zu unterdrücken oder Mahlzeiten auszulassen, erhöhen die Wahrscheinlichkeit von Essanfällen. Da diese selten aus Selleriestangen bestehen, sondern eher energie-, fett- und zuckerreich sind, sind sie eher kontraproduktiv (siehe Seite 75).

Sobald du regelmäßig und ausreichend isst, kannst du dich darauf konzentrieren, was du in deinem Speiseplan ergänzen kannst, um deine Ernährungsqualität zu steigern. Nicht nur bei Bluthochdruck, auch bei nichtalkoholischer Fettleber kann die mediterrane Ernährung einen positiven Einfluss auf den Stoffwechsel haben und wird häufig besser akzeptiert als eine reine Kalorienreduktion.[340–342]

Große Mengen an Fruktose wie in Fruchtsaft oder Limonade (aber auch sehr große Mengen an zuckerhaltigem Obst wie Trauben, Honigmelonen oder reife Bananen) können die Leber überfordern, da sie nur eine begrenzte Kapazität hat, Fruktose zu verarbeiten.[343, 344] Auch der normale Haushaltszucker (Saccharose) besteht zur Hälfte aus Fruktose. Während Glukose nach der Verdauung aus dem Dünndarm im Blut den Körperzellen direkt zur Energiegewinnung zur Verfügung steht, muss Fruktose nach der Aufnahme aus dem Dünndarm erst einen Umweg über die Leber einlegen. In der Leber wird Fruktose durch Enzyme in Fruktose-1-Phosphat umgewandelt, das dann entweder zur Energiegewinnung genutzt wird (wenn der Energiebedarf hoch ist) oder in Fettsäuren umgewandelt wird (wenn mehr als genug Energie vorhanden ist). Diese Fettsäuren werden in Form von Triglyzeriden in der Leber gespeichert, was die Entstehung einer Fettleber fördern kann, oder in den Blutkreislauf freigesetzt, was das Risiko für Herz-Kreislauf-Erkrankungen erhöhen und eine Insulinresistenz begünstigen kann.[345, 346] Du siehst, der Kreis schließt sich immer wieder (siehe Seite 167).

Auch wenn ich nicht dazu rate, Kalorien zu zählen oder zu verzichten, ist es trotzdem sinnvoll, die Leber nicht mit übermäßig viel Energie auf einen Schlag zu überlasten – und besonders nicht in Form von einfachen Kohlenhydraten oder Zucker (siehe Seite 151). Gerade wenn die Ernährung eher ballaststoffarm und proteinarm gestaltet wird und/oder viele zuckerreiche Getränke konsumiert werden, kann es relativ leicht passieren, dass zu viele einfache Kohlenhydrate zu schnell in der Leber anfluten. Statt sich aber deswegen etwas zu verbieten, ist es für viele Menschen sinnvoller, die Ernährung insgesamt in eine ausgewogenere Richtung zu verschieben und beispielsweise Ballaststoffe und Protein Schritt für Schritt hinzuzunehmen.

Polyzystisches Ovarialsyndrom (PCOS)

Das polyzystische Ovarialsyndrom (PCOS) gilt als eine der häufigsten hormonellen Erkrankungen bei Frauen im gebärfähigen Alter und Personen, die menstruieren.[347] Betroffen sind schätzungsweise 5–15 Prozent der Bevölkerung, selten auch Männer. Das PCOS ist eine Stoffwechselstörung, bei der die Geschlechtshormone im Ungleichgewicht sind, wodurch die Follikelreifung in den Eierstöcken gestört ist. Die namensgebenden »Zysten« in den Eierstöcken sind eigentlich gar keine Zysten, sondern unreife Eizellen (Follikel), die bei etwa zwei Drittel der betroffenen Personen im Ultraschall zu sehen sind (und damit nicht bei allen – keine »Zysten« sind daher kein Ausschlusskriterium für PCOS). Durch die Follikelreifungsstörung sind die Menstruationszyklen länger oder die Periode bleibt ganz aus. So kommt es viel seltener zu einem Eisprung.

Das polyzystische Ovarialsyndrom zeigt sich in vielen Symptomen, die in unterschiedlicher Ausprägung und nicht immer kombiniert auftreten. Häufige Symptome sind:

- Unregelmäßige oder ausbleibende Monatsblutungen
- Unfruchtbarkeit
- Erschöpfung, Müdigkeit
- Fettige Haut, Akne (auch nach der Pubertät)
- Überschuss an Androgenen (männlichen Geschlechtshormonen)
- Vermehrte Körperbehaarung an Oberschenkeln, Bauch, Brust, Rücken, Kinn und Wangen (Hirsutismus)

- Haarausfall ähnlich wie bei Männern (Geheimratsecken, Glatze) oder kreisrund am Kopf (Alopezie)
- Dunkle Hautverfärbungen an Hals, Nacken, unter der Brust oder den Achseln
- Mehrgewicht (v. a. in Verbindung mit einer Insulinresistenz)

Personen mit PCOS haben ein erhöhtes Risiko, psychische Belastungen wie Depressionen, Angststörungen oder Essstörungen zu entwickeln.[348, 349] Auch das Risiko für Diabetes Typ 2 und kardiovaskuläre Erkrankungen ist erhöht.[350–353]

Was verursacht PCOS?

Die Ursache der Erkrankung ist nicht abschließend geklärt. Es scheint eine genetische Komponente zu geben, da PCOS gehäuft in Familien auftritt und Betroffene oftmals Eltern haben, die selbst von PCOS betroffen sind oder die hormonell bedingt früh eine Glatze bekommen haben.[354–356] Schätzungsweise 70 Prozent der Menschen mit PCOS haben eine Insulinresistenz.[357, 358] Diese sogenannte diabetische Stoffwechsellage bringt den Hormonhaushalt weiter durcheinander.[359, 360] Aber nicht jede Art von PCOS muss mit einer Insulinresistenz einhergehen.

Es lassen sich vier verschiedene Arten von PCOS unterscheiden:

- PCOS mit Insulinresistenz
- PCOS durch stille Entzündungen
- Nebenniereninduzierte PCOS
- PCOS nach Absetzen der Antibabypille

Was hilft gegen PCOS?

Häufig wird bei der Behandlung von PCOS betont, dass es besonders wichtig sei, den Lebensstil und vor allem die Ernährung umzustellen. Beides können wichtige Stellschrauben sein, aber zunächst haben andere Dinge Priorität, wie beispielsweise die Einstellung mit Medikamenten und gegebenenfalls eine Supplementierung. Gängige Supplemente bei PCOS sind Inositol, Vitamin D und Folsäure (Folat).[361–365] Vielversprechende Ergebnisse wurden auch mit Berberin, Magnesium, Coenzym Q10, Zink und Omega-3-Fettsäuren erzielt – diese waren aber nicht immer in allen Studien übereinstimmend und die wissenschaftliche Datenlage dazu ist eher gemischt.[366–368] Bitte wende dich in Bezug auf Medikamente und Supplemente (immer!) an deine behandelnde Ärzt:in und supplementiere nicht einfach ins Blaue, da das auch Gefahren in sich birgt.

Momentan wird die Behandlungsleitlinie für PCOS überarbeitet, sie sollte im Dezember 2024 neu veröffentlicht werden.[369] Angekündigt als ein besonderer Fokus des Updates sind die kardiovaskulären und metabolischen Langzeitfolgen der Erkrankung.[370] Zudem sollen Nahrungsergänzungsmittel sowie pharmakologische Möglichkeiten noch stärker in die Therapieempfehlungen eingebunden werden. Medikamente und Nahrungsergänzungsmittel einzunehmen, sind relativ einfach umzusetzende Maßnahmen. Sie beinhalten keine drastische Änderung des Lebensstils und haben bei PCOS in der Regel auch den größten Einfluss auf das allgemeine Wohlbefinden, da sie einige der hormonellen Ungleichgewichte direkt beheben können. Sie helfen relativ schnell, sich viel besser zu fühlen, sodass auch der nächste Schritt in Richtung Lebensstilintervention einfacher ist. Wahrscheinlich ahnst du es schon: Ein großer Schritt in Richtung mehr Wohlbefinden sind erholsamer Schlaf, ausreichend Pausen, ein gutes Stressmanagement und regelmäßige Bewegung. Ausreichend zu essen, um energetisch gut versorgt zu sein, ist immer die Basis. Erst wenn das geschafft ist, geht es ans ernährungstechnische Feintuning.

Ernährungsempfehlungen bei PCOS

Stimmen die Rahmenbedingungen, dann greift bei PCOS ganz besonders das zehnte Prinzip der Intuitiven Ernährung: die Gesundheit durch sanfte Ernährung zu unterstützen und zu erhalten. Die Intuitive Ernährung konzentriert sich darauf, Lebensmittel hinzuzufügen, und nicht darauf, worauf verzichtet werden »sollte«. Falls du PCOS mit Insulinresistenz hast, wurde dir sicher schon empfohlen, Kohlenhydrate zu reduzieren, um die Insulinresistenz »in den Griff« zu kriegen und damit die PCOS zu kontrollieren. Auch wenn es sicher Sinn macht, den Blutzuckerspiegel nicht Achterbahn fahren zu lassen, wird dir eine krasse Diät allerdings wahrscheinlich noch mehr Hormonchaos bescheren – und den Jo-Jo-Effekt gibt es gratis obendrauf.

Wenn es leicht für dich ist, etwas kohlenhydratärmer zu essen, kann das eine effektive Stellschraube für dich sein.[371–373] Es ist aber kein Muss. Ein etwas gemäßigterer, aber dafür langfristig alltagstauglicherer und dafür besser akzeptierter Ansatz ist es, eine Vielzahl verschiedener Kohlenhydrate zu essen,[374–376] vorzugsweise mit einem höheren Ballaststoffgehalt, oder die Faustregel (Kohlenhydrate plus Ballaststoffe + Protein + Fett) anzuwenden (siehe Seite 124). Ballaststoffe sind nicht nur Futter für die »guten« Darmbakterien, sondern verlangsamen auch die Aufnahme von Glukose ins Blut. Gemüse darf auch bei PCOS (und, wenn du mich fragst, auch überhaupt und sowieso) gerne die Hälfte des Tellers ausmachen (siehe Seite 162). Orientiere dich bei der Auswahl der Fettquellen an den Anregungen, die du bei der nichtalkoholischen Fettleber findest. Für PCOS gelten die gleichen Empfehlungen (siehe Seite 169).

Als ein weiterer »Lösungsansatz« bei PCOS wird häufig zu einer zuckerfreien Ernährung geraten. Da gehe ich persönlich nicht so gerne mit. Natürlich empfehle ich nicht, kiloweise Zucker zu essen. Das würde nämlich auch bedeuten, im Verhältnis weniger Nährstoffe aufnehmen zu können (da Zucker sozusagen den »Platz« für andere Lebensmittel besetzt) und Probleme mit dem Sättigungsgefühl zu bekommen. Im Gegensatz zu Proteinen und Fett sättigen Kohlenhydrate und besonders Zucker nicht gut. Sie müssen in großen Mengen aufgenommen werden, um eine vergleichbare Sättigung zu verspüren. In der Beratungspraxis sehen Menschen, die ihren Zuckerkonsum reduziert oder Zucker vollständig vermieden haben, oft (kurzfristig) positive Effekte wie ein stabileres Energielevel, weniger Heißhungerattacken und Gewichtsverlust. Einige berichten von einer Verbesserung ihres allgemeinen Wohlbefindens und einer besseren »Kontrolle« über ihre Ernährung, aber auch von negativen Effekten wie Kopfschmerzen oder Reizbarkeit, was das Durchhalten erschweren kann.

Der vollständige Verzicht auf Zucker ist schwierig aufrechtzuerhalten, da Zucker nahezu allen verarbeiteten Lebensmitteln zugesetzt wird. Es ist auch ein Privileg, die Zeit, Energie und Ressourcen zu haben, alle Lebensmittel frisch zubereiten zu können. Dafür braucht es nicht nur finanzielle Mittel, sondern in meinen Augen auch eine (zumindest einigermaßen) stabile körperliche und mentale Gesundheit. Viele Menschen mit chronischen Erkrankungen haben schlicht und ergreifend nicht die Energie, Gerichte von Grund auf selbst zuzubereiten, ohne vorgefertigte oder verarbeitete Zutaten zu verwenden. Ich halte nichts davon, Fertiglebensmittel generell abzuwerten, sie können in solchen Situationen eine wertvolle Hilfestellung sein (siehe Seite 96).

Falls du die Geschmacksrichtung »süß« sowieso nicht gerne magst und eine zuckerfreie Ernährung leicht für dich umzusetzen ist, kann der Zuckerverzicht die passende Stellschraube für dich sein. Ein Verzicht auf Zucker oder eine Low-Carb-Ernährung ist aber keine (!) Voraussetzung, um sich bei PCOS gesund zu ernähren. Im Gegenteil: Eine Restriktion fördert die Wahrscheinlichkeit für (höchstwahrscheinlich kohlenhydratlastige) Essanfälle, die weder deinem geistigen noch deinem körperlichen Wohlbefinden dienen. In der Praxis ist oft ein bewusster Genuss beim Verzehr von kohlenhydratreichen Lebensmitteln und Zucker erfolgreicher und nachhaltiger als ein strikter Verzicht (auch hier gerne die Faustregel anwenden, siehe Seite 124). Auf diese nichtrestriktive Weise die Ernährung anzugehen, ermöglicht es dir, auf eine Art und Weise zu essen, die dein körperliches und seelisches Wohlbefinden wirklich fördert.

Rheumatische Erkrankungen

Rheumatische Erkrankungen umfassen eine Vielzahl chronischer Erkrankungen, die primär Gelenke, Knochen, Muskeln und Bindegewebe betreffen. Der Begriff »Rheuma« ist dabei ein Überbegriff für mehr als 100 verschiedene Krankheiten, wie beispielsweise rheumatoide Arthritis, Morbus Bechterew, Gicht und systemische Autoimmunerkrankungen wie Lupus erythematodes. Diese Erkrankungen sind oft mit Schmerzen, Schwellungen, Bewegungseinschränkungen und Entzündungen der betroffenen

Gewebe oder Gelenke verbunden. Obwohl sie sich vor allem auf das Bewegungssystem auswirken, können auch innere Organe, Augen und Haut in Mitleidenschaft gezogen werden. Rheumatische Erkrankungen sind oft chronisch und verlaufen in Schüben.

Was verursacht rheumatische Erkrankungen?

Die genauen Ursachen rheumatischer Erkrankungen sind vielfältig und bis heute nicht vollständig geklärt. Es gibt jedoch eine Kombination von Faktoren, die zur Entstehung und zum Fortschreiten beitragen können. Wie wir es schon häufiger in anderen Kapiteln gehört haben, ist einer dieser Faktoren die genetische Prädisposition.[377] Bestimmte Gene, wie z. B. bestimmte humane Leukozytenantigene (HLA-Gene) bei rheumatoider Arthritis, scheinen das Risiko zu erhöhen, an Rheuma zu erkranken.[378, 379] Auch Autoimmunprozesse scheinen eine große Rolle zu spielen. Dabei greift das Immunsystem irrtümlich körpereigenes Gewebe an, was zu chronischen Entzündungen führt. Zudem gelten Umweltfaktoren wie Infektionen, Rauchen, hormonelle Veränderungen und Stress als mögliche Auslöser oder Verstärker von Autoimmunreaktionen.[380, 381] Es gibt auch Hinweise darauf, dass Infektionen das Immunsystem durcheinanderbringen und eine autoimmunologische Fehlsteuerung auslösen könnten.[382] Beweisen oder im Einzelfall nachvollziehen lässt sich das aber nur schwer.

Interessanterweise treten rheumatische Erkrankungen häufiger bei Frauen auf, was auf eine mögliche Rolle von Hormonen, insbesondere von Östrogen, hinweist.[383, 384] Diese Hormone könnten eine modulierende Wirkung auf das Immunsystem haben, d. h. die Aktivität des Immunsystems entweder verstärken oder dämpfen, was das höhere Risiko für rheumatoide Erkrankungen bei Frauen erklären könnte.

Was hilft bei rheumatischen Erkrankungen?

Der rheumatische Formenkreis umfasst eine Vielzahl an Erkrankungen, die unterschiedliche Ursachen, Symptome und Behandlungsmöglichkeiten aufweisen. Dementsprechend gibt es auch nicht »die eine« Intervention. Da ich unmöglich alles abdecken kann, verweise ich an dieser Stelle auf die Deutsche Rheuma-Liga und die Leitlinien zu der jeweiligen rheumatischen Erkrankung.[385]

Es gibt aber einige Gemeinsamkeiten, die wir uns nun anschauen wollen. Allgemein zielt die Behandlung rheumatischer Erkrankungen darauf ab, die Entzündungen zu kontrollieren, die Schmerzen zu lindern und das Fortschreiten der Krankheit zu verlangsamen oder idealerweise zu stoppen. Da rheumatische Erkrankungen chronisch sind, erfordert die Therapie oft einen langfristigen, multidisziplinären Ansatz, der aus einer medikamentösen Therapie, physikalischer Therapie und in sehr fortgeschrittenen Stadien auch aus operativen Maßnahmen bestehen kann. Der Abbau von und der Umgang mit Stress, ausreichend Schlaf und regelmäßige gelenkschonende Bewegungsformen sind wichtige Maßnahmen, um die Symptome rheumatischer Erkrankungen zu lindern. (Kommt dir das bekannt vor? Mir auch!) Zwar kann Ernährung rheumatische Erkrankungen nicht heilen, aber sie kann bei vielen Menschen Entzündungsprozesse beeinflussen und das Wohlbefinden und die Behandlung positiv unterstützen.

Ernährungsempfehlungen bei rheumatischen Erkrankungen

Entzündungen sind eine natürliche Reaktion des Immunsystems auf Verletzungen oder schädliche Reize. Werden sie aber chronisch, können sie unter Umständen zu verschiedenen

Krankheiten wie Herz-Kreislauf-Erkrankungen, Diabetes, Autoimmunerkrankungen oder sogar Krebs beitragen.[386-390]

Antientzündliche Ernährung

Eine entzündungshemmende oder antientzündliche Ernährung kann besonders im Anfangsstadium rheumatischer Erkrankungen eine zentrale Rolle spielen, um die Symptome zu lindern und das Wohlbefinden zu verbessern.[391, 392] Sie zielt darauf ab, Entzündungsprozesse im Körper durch eine gezielte Auswahl von Lebensmitteln zu reduzieren.[393-395] Zu den potenziell entzündungshemmenden Lebensmitteln gehören fettreiche Fische (z. B. Lachs, Hering, Makrele), Obst und Gemüse, Nüsse und Samen, Vollkorngetreide, Gewürze (insbesondere Kurkuma, Ingwer und Knoblauch) und Olivenöl. Zu den potenziell entzündungsfördernden Lebensmitteln gehören verarbeitete Lebensmittel mit einem hohen Gehalt an Zucker, gesättigten Fetten und raffinierten Kohlenhydraten, Transfette, frittierte Nahrungsmittel und Fleisch (besonders rotes Fleisch) und verarbeitete Fleischprodukte wie Wurstwaren. Auch Alkohol kann potenziell Entzündungen im Körper verschlimmern.[396, 397]

Milchprodukte sind in der Diskussion um die antientzündliche Ernährung umstritten.[398-401] Sie können sowohl entzündungshemmende als auch entzündungsfördernde Effekte haben, abhängig von der Art des Produkts und individuellen Faktoren. Metaanalysen deuten darauf hin, dass Milchprodukte bei der Allgemeinbevölkerung bei moderatem Verzehr eher eine neutrale oder leicht entzündungshemmende Wirkung haben, sofern keine individuelle Unverträglichkeit besteht.[402-404] Besonders fermentierten Milchprodukten wie Kefir, Joghurt oder Sauermilchkäse wird eine positive Wirkung auf die Darmbakterien (Mikrobiota) nachgesagt, was über die sogenannte Darm-Gelenk-Achse wiederum Entzündungsprozesse im Körper verringern könnte.[405-408]

Auch hier: Her mit Ballaststoffen!

Ballaststoffe scheinen in der Ernährung bei rheumatischen Erkrankungen eine wichtige Rolle einzunehmen.[409] Mengenmäßig darf Gemüse gerne den mit Abstand größten Teil der Ernährung ausmachen. Zahlreiche Studien weisen auf die positiven Effekte einer pflanzenbasierten und antioxidanzienreichen Ernährungsweise hin.[410–412] Auch in der Praxis berichten viele Patient:innen (einschließlich mir selbst), dass eine ballaststoffreiche Ernährung extrem zum Wohlbefinden beitragen kann. Welche Mechanismen bei Rheuma genau dahinterstecken, ist bisher nicht abschließend geklärt.

Allgemein unterstützt eine ballaststoffreiche Ernährung das Wachstum günstiger Darmbakterien, die eine Schlüsselrolle bei der Regulierung von Entzündungen im Körper spielen. Ballaststoffe fördern die Produktion kurzkettiger Fettsäuren, die entzündungshemmende Eigenschaften haben und so die Symptome rheumatischer Erkrankungen abschwächen. Ein Ungleichgewicht der Mikroorganismen im Darm wird mit einer Verschlechterung der Symptome bei Autoimmunerkrankungen in Verbindung gebracht[413–415] und kann die Darm-Gelenk-Achse aktivieren, was rheumatische Symptome verstärken kann.[416] Besonders die mediterrane Ernährung (siehe Seite 141), die viele Prinzipien der antientzündlichen Ernährung umsetzt, wurde ausgiebig untersucht und als effektiv im Kampf gegen chronische Entzündungen anerkannt.[417–419] Die Frage, ob bestimmte Lebensmittel wirklich entzündungshemmende Eigenschaften haben oder ob die verbesserte Lebensmittelqualität den Ausschlag gibt, bleibt auch hier offen.

Auf Kalzium- und Vitamin-D-Zufuhr achten

Zwei wichtige Mikronährstoffe bei Rheuma sind Vitamin D und Kalzium. Epidemiologische Studien zeigen einen signifikanten Zusammenhang zwischen Vitamin-D-Mangel und einem erhöhten Auftreten oder einer Verschlimmerung von Infektionskrankheiten und entzündlichen Autoimmunerkrankungen wie rheumatoider Arthritis, systemischem Lupus erythematodes und Multipler Sklerose.[420–422] Da viele rheumatische Erkrankungen zu Knochenschwund führen können, spielt Kalzium eine entscheidende Rolle bei der Aufrechterhaltung der Knochenstärke (Stichwort Lebensqualität, siehe Seite 40). Abgesehen von regelmäßigem (Kraft-)Training, das sehr positive Wirkungen auf die Knochengesundheit haben kann, trägt eine ausreichende Zufuhr von Kalzium, unterstützt durch Vitamin D, dazu bei, die Knochenmasse zu erhalten und Frakturen zu vermeiden.[423, 424]

Zudem zeigen randomisierte kontrollierte Studien, dass bestimmte Nahrungsmittel, wie fetter Fisch oder Olivenöl, die Konzentration von Entzündungsmarkern im Blut senken können,[425] während eine Ernährung, die reich an Zucker und gesättigten Fetten ist, diese Marker eher erhöht.[426] Es gibt jedoch auch Widersprüche in der Studienlage, denn viele der bisherigen Untersuchungen basieren auf Beobachtungsstudien, bei denen patient:innenbezogene Daten gesammelt und im Nachhinein ausgewertet werden. Die Forscher:innen greifen nicht in den Lebensstil ein, sondern versuchen Zusammenhänge zu finden und diese zu erklären. Diese Art von Studiendesign macht es schwierig, klare kausale Schlüsse zu ziehen (siehe Seite 46). Eventuell liegt der Knackpunkt auch hier in einer höheren Ernährungsqualität oder der hohen Zufuhr an Ballaststoffen.

Wie bei anderen Ernährungsweisen kommt es immer darauf an, durch was die Lebensmittel ersetzt werden, die weggelassen werden oder nicht mehr verzehrt werden »sollen«, und wie sich das auf die Nährstoffdichte der Ernährung auswirkt. Sich die Lebensmittel zu verbieten oder ihren Verzehr auf null runterzufahren, kann für manche Menschen funktionieren, für viele andere wird es aber eher kontraproduktiv sein. Ein möglicher Ansatz, um eine Rebellion gegen einen Ernährungsplan oder Verbote zu vermeiden, könnte es sein, Alternativen zu finden oder sehr bewusst kleine Mengen der Speisen auszutesten, um die individuell verträgliche Grenze herauszufinden.

Allergien, Intoleranzen, verbotene Lebensmittel und Verzicht

Dieses Kapitel wird etwas anders sein als die vorherigen. Wir werden jetzt weder durchkauen, welche Intoleranzen oder Nahrungsmittelallergien es gibt, noch bekommst du irgendwelche Lebensmittellisten von mir. Stattdessen beschäftigen wir uns mit der Frage, wie es funktionieren kann, gleichzeitig Anti-Diät zu sein, während du »auf Diät« bist, und wie du damit umgehen kannst, nicht alles essen zu können, was du vielleicht möchtest. Ich selbst habe mit Rheuma sowohl eine Erkrankung, die eine gewisse Disziplin in meiner Ernährung erfordert (bestimmte Lebensmittel führen bei mir direkt und unmittelbar zu Gelenkschmerzen), als auch Nahrungsmittelallergien und -intoleranzen, die für mich als Anaphylaxie-Patientin potenziell lebensbedrohlich sind.

Ein lieber Mensch hat mich mal gefragt, was ich denn mache, wenn ich mal Lust auf einen Cheat Day habe. Meine trockene Antwort war: »Den Krankenwagen rufen und hoffen, dass er rechtzeitig da ist.« Nein, ganz im Ernst: Mal abgesehen davon, dass ich aus ernährungstherapeutischer Sicht Cheat Days ablehne, kann ich nicht einfach das essen, was ich will, ohne mich zu gefährden, und deshalb ist der Verzehr bestimmter Lebensmittel für mich absolut tabu. Das macht es nicht unbedingt leichter, die Diätmentalität abzulegen, den Hunger zu honorieren, sich die bedingungslose Erlaubnis zu essen zu geben und wirklich Frieden mit dem Essen zu schließen. Gelingt mir das immer? Nein. Habe ich Mitgefühl mit mir selbst? Ja. Meine Strategie ist es, so viele unterschiedliche Lebensmittel und so abwechslungsreich wie möglich zu essen, ohne mich dabei zu gefährden, und nur da zu verzichten, wo es absolut unumgänglich ist.

Wie viel Restriktion ist wirklich notwendig?

Früher war mein Motto eher »Viel hilft viel«, wenn es darum ging, bestimmte Lebensmittel wegzulassen. Mit diesem Impuls bin ich nicht allein und ich denke, dass die Ernährungskommunikation der letzten Jahrzehnte einen großen Teil dazu beigetragen hat. Ständig wird ein neues Lebensmittel oder ein Lebensmittelinhaltsstoff zum Sündenbock degradiert. Wahlweise ist mal Fett gesundheitsschädlich, am nächsten Tag sind es dann Kohlenhydrate, Zucker, Fast Food, Milchprodukte, Gluten, Salz, Nachtschattengewächse, Lektine, Emulgatoren, Glutamat, Zusatzstoffe allgemein, Phytinsäure, Fruktose, Soja, Süßstoffe, Koffein – ich könnte die Aufzählung noch ewig so weiterführen.

Die meisten dieser Inhaltsstoffe werden oft pauschal als ungesund dargestellt, ohne Rücksicht auf die Menge oder die individuellen Bedürfnisse und Verträglichkeiten zu nehmen. Das schürt verständlicherweise große Ängste. Deshalb ist es kein Wunder, dass viele Menschen aus Angst, dass sie ihnen schaden könnten, für sie völlig harmlose Lebensmittel oder ganze Lebensmittelgruppen freiwillig und ohne klare medizinische Indikation weglassen und sich dadurch unnötig einschränken und Abstriche bei ihrer Lebensqualität machen. Auf die Gefahr hin, mich zu wiederholen: Eine zu restriktive Ernährung kann mehr schaden als nutzen. Sie kann die Essensvielfalt beeinträchtigen, die Darmgesundheit schwächen und das Risiko für Essanfälle erhöhen (siehe Seite 75) – um nur mal ein paar wenige unerwünschte Nebenwirkungen zu nennen.

Bitte keine Selbstdiagnosen oder Eliminationsdiäten auf eigene Faust

Aber warum wird denn überhaupt ständig eine neue Sau durchs Dorf getrieben? Zum einen liefert die Ernährungsforschung immer wieder neue Erkenntnisse, die medienwirksam ausgeschlachtet werden. Zum anderen lässt sich mit der Angst vor Lebensmitteln gutes Geld verdienen – als Beispiel nenne ich hier nur das riesige Angebot an glutenfreien Lebensmitteln, die auch viele Menschen kaufen, denen Gluten nicht schadet. Auch viele der Tests auf dem Markt, die Nahrungsmittelunverträglichkeiten detektieren sollen, sind pseudowissenschaftlich und haben wenig oder überhaupt keine Aussagekraft. Tests, die auf einer IgG-Antikörper-Reaktion basieren, sind nicht geeignet, um eine Lebensmittelsensitivität zu diagnostizieren.[427] Der Körper produziert immer und natürlicherweise IgG-Antikörper, wenn er einem Antigen ausgesetzt ist. IgG-Antikörper gegen irgendein Lebensmittel oder Keime zu haben, bedeutet einfach, dass dir diese Substanz schon mal begegnet ist. Es heißt nicht zwangsläufig, dass sie einen negativen Einfluss auf dich hat und du sie weglassen solltest. Ebenso unseriös sind konkrete Lebensmittelempfehlungen, die auf Mikrobiomanalysen, Haaranalysen, genetischen Tests oder der Blutgruppe basieren. Die Forschung ist (noch?) nicht so weit und es gibt momentan keine ausreichend wissenschaftlich fundierten Belege, um solche Empfehlungen auszusprechen, auch wenn es sich noch so schlüssig anhört. Ich weiß, wie überzeugend solche Ansätze klingen, und bin selbst schon darauf reingefallen. Sie verwenden wissenschaftliche Begriffe und personalisierte Konzepte, darauf fahren wir alle ab. Doch ohne ausreichende wissenschaftliche Evidenz bleiben diese Methoden spekulativ und können zu Fehlinformationen oder unnötigen Einschränkungen führen.

Als Ernährungsfachkraft kann ich dir auch nur davon abraten, Eliminationsdiäten auf eigene Faust durchzuführen. Nicht nur Lebensmittel können Symptome verursachen. Auch Stress, zu wenig Schlaf, bestimmte Emotionen, Streit, körperliche Anstrengung und Diäten selbst können Magen-Darm-Probleme wie Blähungen, Durchfall, Verstopfung und anderes verursachen. Bis zu 98 Prozent der Menschen in einer Essstörung haben funktionelle Darmerkrankungen, d. h. Verdauungsprobleme, bei denen keine strukturellen oder biologischen Ursachen im Darm gefunden werden können, oder die Kommunikation von Darm und Hirn ist bei ihnen beeinträchtigt.[428] Diese Kommunikation beeinflusst Verdauungsvorgänge und kann durch Stress, Emotionen oder eine fehlerhafte Nervenfunktion im Verdauungstrakt beeinträchtigt werden.[429] Ängste beim Essen oder vor Lebensmitteln können eine solche Störung weiter verschärfen.

Als freilaufender Mensch im echten Leben wird es dir äußerst schwerfallen, diese anderen Faktoren auszuklammern, besonders wenn es um Intoleranzen geht, da hier die Symptome oft dosisabhängig sind, sich aufsummieren können und auch erst nach 48 oder 72 Stunden Symptome auftreten können. Daher lasse bitte nicht einfach auf Verdacht irgendetwas weg, sondern lasse deine Beschwerden immer (!!!) mit validen Methoden diagnostizieren.

Mit medizinisch notwendigen Einschränkungen beim Essen umgehen lernen

Eine häufige Empfehlung bei Allergien, Intoleranzen oder chronischen Erkrankungen ist es, sich vorzustellen, dass das Lebensmittel, das du nicht essen kannst, dir etwas Böses will. Die Logik dahinter: Indem du das Lebensmittel in eine Feindschublade steckst, soll eine natürliche Ablehnung, eine sogenannte Aversion dagegen aufgebaut werden. Das soll dazu führen, dass du das Lebensmittel von selbst nicht mehr magst und nicht mehr essen willst. Es kann durchaus sein, dass das bei manchen Menschen klappt. Bei vielen – einschließlich mir selbst – hilft es aber nur bedingt. Ich zum Beispiel warte seit Jahren vergeblich darauf, dass ich keine Tomaten, keine Erdbeeren und kein Sushi mehr mag. Zudem kann die Einteilung in »gut« und »schlecht« einen in der Diätmentalität gefangen halten (siehe Seite 103), Verzichtsgefühle intensivieren und sich im schlimmsten Fall in einem Essanfall entladen, der mitunter fatale Folgen haben kann.

Betrauere den Verzicht und die Einschränkungen

Es ist normal, traurig und frustriert zu sein, wenn bestimmte Lebensmittel tabu sind. Die Emotionen und den Schmerz einfach wegzudrücken, wird aber nicht funktionieren (das kann ich dir aus Erfahrung versichern). Wenn du kannst, erlaube dir die Emotionen, besonders die unangenehmen wie Wut, Frust, Trauer oder Hilflosigkeit. Akzeptieren, dass die Gefühle da sind, und (im ersten Moment) wütend auf die Diagnose, auf den Körper und auf die ganze Situation zu sein, gehört zu einer gesunden Trauerbewältigung dazu. Denn das ist es, was du gerade tust: Du betrauerst die Tatsache, dass du manche Lebensmittel nicht mehr essen kannst und – zumindest ist das so in meinem Fall – ein Stück Lebensqualität verloren geht. Früher sind wir, wenn es etwas zu feiern gab, schön essen gegangen und haben – am liebsten mit einem vollmundigen Rotwein – darauf angestoßen. Das geht heute nicht mehr, da es verträglichkeitstechnisch schwierig für mich ist, überhaupt irgendwo auswärts zu essen, und ich durch meine Histaminintoleranz auf jede Art von Alkohol mit heftigsten Symptomen reagieren würde. Ich möchte aber weder Mitleid von dir noch erwarte ich Verständnis von meiner Umwelt. Wer keine Lebensmittelallergie oder -intoleranz hat oder weniger stark eingeschränkt ist als du, kann wahrscheinlich nicht nachvollziehen, wie du dich fühlst und was du gerade durchmachst.

Konzentriere dich auf die Lebensmittel, die du essen kannst

Medizinisch induzierte Einschränkungen beim Essen sind nervig und unfair und führen dazu, dass man sich ganz oft ausgeschlossen fühlt (siehe Seite 84). Sie machen das Leben komplizierter, erfordern zusätzliche Anstrengung und jeden Tag extra Arbeit. Hast du Allergien oder Intoleranzen, die potenziell lebensbedrohlich sind, musst du ständig aufpassen, nicht aus Versehen etwas Unverträgliches zu essen oder dem Stoff anderweitig ausgesetzt zu sein (besonders gefährdet sind beispielsweise Menschen mit einer Erdnussallergie).

Falls du auf bestimmte Lebensmittel verzichten musst, dann bringt es dich aber nicht weiter, wenn du dir den ganzen Tag sagst, dass du sie nicht essen darfst. Ja, du darfst diesen Lebensmitteln anfangs hinterhertrauern und wütend, frustriert, genervt etc. davon sein. Es bringt dir aber auch nichts, wenn du in dieser Phase stecken bleibst. Erlaube dir deine Trauerarbeit (gegebenenfalls mit Unterstützung) und konzentriere dich anschließend darauf, was du essen *kannst*. Vielleicht möchtest du dir eine Liste mit Lebensmitteln oder Speisen machen, die du gerne isst. Gibt es in deinem Rezeptfundus Speisen, die du immer noch essen kannst, oder Rezepte, die du durch die Diagnose gar nicht verändern musst?

Manchen hilft es, sich ein neues Kochbuch zu kaufen, das auf die Allergie oder Intoleranz zugeschnitten ist, die Rezepte darin nachzukochen und vielleicht ganz tolle neue Dinge zu entdecken. Andere tröstet es mehr, vertraute Speisen zuzubereiten, die – mit kleinen Veränderungen – dann wieder verträglich sind. Das bringt ein bisschen Stabilität und sorgt für vertraute Normalität.

Überlege, welches Verlangen das Lebensmittel stillen soll

Für Sushi habe ich mittlerweile eine für mich verträgliche, histaminarme Art der Zubereitung gefunden, die mir fantastisch schmeckt. Natürlich wäre es mir lieber, wenn ich das Sushi einfach kaufen könnte, weil Selbermachen sehr zeitaufwendig ist. Aber etwa einmal im Monat plane ich dafür die Zeit ein und betrachte das als äußerst gelungenen Beitrag zu meiner Selbstfürsorge.

Für manche Lebensmittel oder Speisen gibt es aber keine befriedigende Alternative. Der Geschmack von Erdbeeren und Tomaten lässt sich nicht so einfach kopieren. Überleg dir dann, was dir das Lebensmittel genau geben soll, das du nicht mehr essen kannst. Ist es der Geschmack, den du liebst? Ist es die Textur, die angenehm ist? Ist es ein Gefühl, das es in dir auslöst? Eine schöne Kindheitserinnerung? Eine Tradition wie das Raclette an Silvester? Dann frage dich noch einmal, ob es vielleicht doch eine Alternative gibt, an die du bisher noch nicht gedacht hast. Ein Lebensmittel, das vergleichbar schmeckt oder vielleicht sogar besser? Falls du wirklich keinen Ersatz findest, frag dich: Gibt es ein Lebensmittel, das ein ähnliches Gefühl erzeugt? Oder eine neue Tradition, die du schaffen kannst?

Ich esse mittlerweile an Heiligabend eine große Portion selbst gemachtes Sushi. Das mag ich so gerne, dass ich kein Problem damit habe, den anderen beim Räucherlachsessen zuzuschauen, auch wenn Sushi natürlich anders schmeckt. Hätte ich dagegen nur Pellkartoffeln mit Butter auf meinem Teller, die es als Beilage zum Räucherlachs gibt (Stichwort Verzicht), dann hätte zumindest bei uns zu Hause das Fest keine Chance mehr, ruhig und besinnlich zu werden. Intuitiv essen mit einer Allergie bedeutet für mich, meinen Appetit auch auf Lebensmittel, die ich nicht mehr essen kann, anzuerkennen, und gemeinsam mit meinem Körper eine Lösung zu suchen – anstatt das Lebensmittel zu verbannen, als etwas Böses anzusehen und weiterhin auf bessere Zeiten zu hoffen, in denen ich endlich den Geschmack vergessen habe (und die vielleicht nie kommen werden).

Erschaffe dir eine Umgebung, in der du gut mit Einschränkungen beim Essen umgehen kannst

Wenn du dir den ganzen Tag auf Instagram irgendwelche Speisen anschaust, die du nicht mehr haben kannst, dann wird es natürlich schwierig. Führst du dir ständig vor Augen, was du nicht mehr essen kannst, konzentrierst du dich die ganze Zeit auf den Mangel. Vielleicht hilft es dir, (zumindest zeitweise) bestimmten Accounts auf Social Media zu entfolgen, aufzuhören, Kochzeitschriften zu kaufen und Kochbücher wegzuräumen oder zu verschenken. Was ganz sicher hilft, ist es, darauf zu achten, satt zu werden. Wenn du auf eine Party gehst, biete an, etwas mitzubringen, das du essen kannst und von dem du satt wirst (falls wirklich alle Stricke reißen und es gar nichts anderes gibt, was du essen kannst).

Vielleicht hilft es dir, immer eine kleine Notration von etwas, das du verträgst, in der Tasche zu haben. Es wirkt ungemein beruhigend, wenn du weißt, dass du immer etwas zu essen hast. Falls du schon weißt, dass du die nächsten Stunden nicht essen kannst und Hunger bekommen wirst, dann sorge vor. Dies wird im Rahmen der Intuitiven Ernährung auch als »praktischer Hunger«

bezeichnet und ist ein Akt der Selbstfürsorge und Selbstversorgung. Ein Beispiel: Wenn du von elf bis eins in einem Meeting bist, in dem du nicht essen kannst, du aber höchstwahrscheinlich um zwölf Uhr Hunger bekommst, kann es sinnvoll und im Sinne der Intuitiven Ernährung sein, um Viertel vor elf einen Snack zu essen, selbst wenn du nicht hungrig bist. Das unterscheidet die Hunger-Sättigungs-Diät von der Intuitiven Ernährung (siehe Seite 102). Wahre Intuition lässt dir den Raum, nicht nur auf die Signale deines Körpers zu reagieren, sondern auch die Umstände, Rahmenbedingungen und den Kontext, in dem du isst, zu interpretieren und in deine Essensentscheidungen mit einzubeziehen. Lebensmittelknappheit und Hunger sind absolute Ausschlusskriterien, wenn es darum geht, Frieden mit dem Essen zu schließen.

Was auch ganz wichtig ist: Setze Grenzen (siehe Seite 207). Besonders, wenn du etwas weglassen musst, das die Gesellschaft als »ungesund« ansieht, kann es sein, dass du leidest, es aber niemand sieht bzw. anerkennen kann. Dann fallen Sätze wie »Ist ja toll, dass du das nicht mehr essen kannst!«, »Ich wünschte, ich hätte deine Disziplin!« oder »Das würde mir so guttun, das auch nicht mehr zu essen«. Als mein Mastzellaktivierungssyndrom noch nicht diagnostiziert war und ich große Angst hatte, dass jeder Bissen mein letzter sein könnte, habe ich sehr oft das Essen verweigert und dadurch viel zu wenig gegessen (sodass ich nicht nur mit Energie, sondern auch mit Nährstoffen unterversorgt war – ich war in einem viel zu großen Kaloriendefizit und habe 24 Stunden am Tag gefroren und im Sommer Jacke und Wollsocken getragen). Du weißt inzwischen: Jede »Diät« funktioniert anfangs. Das bedeutet: Ich habe in relativ kurzer Zeit dadurch viel Gewicht verloren. Es war so unfassbar frustrierend, essen zu *wollen*, es aber aus Angst nicht zu *können* und dafür auch noch in den höchsten Tönen gelobt zu werden. Gesund war das nicht und meinen Schmerz konnte auch niemand nachvollziehen.

Begegne dir mit Verständnis und Respekt

Gerade bei Allergien und Intoleranzen, aber auch chronischen Erkrankungen kann der Eindruck entstehen, dass dein Körper gegen dich ist, wenn er nicht das tut, was er soll. Vielleicht bist du in der Situation, dass du deinen Körper aufgrund des Gewichts oder deines Aussehens sowieso schon ablehnst oder es dir schwerfällt, ihn zu mögen – und jetzt macht er nach der Diagnose zusätzlich auch noch irgendwelche »Faxen«. Das kann dazu führen, dass du dich noch weiter von deinem Körper distanzierst. Vielleicht kommen Gedanken hoch wie: »Na, wenn ich schon auf alles verzichten muss, dann mache ich das jetzt mit Vorsatz und kann wenigstens dabei noch abnehmen.« Deine Mahlzeiten zu planen und in ein sehr kleines (!) Kaloriendefizit reinzugehen, *kann* eine Option sein, die sich positiv verselbstständigt. Die Möglichkeit besteht. Ein solcher Plan kann aber auch nach hinten losgehen. Je nachdem, wie deine Geschichte ist, kann er dich auch zurückwerfen oder zum Freifahrtschein in essgestörte Verhaltensweisen werden.

Als meine Diagnose dann endlich stand und ich mir wieder erlaubte, mich mit verträglichen Lebensmitteln satt zu essen, holte mein Körper als Erstes die Restriktion der letzten Monate wieder auf. Ich nahm Gewicht zu, was diesmal abwertend kommentiert wurde (und auch absolut nicht hilfreich war). Diese Kommentare von außen machen es sehr schwer, die Entscheidung zu treffen, nicht gegen den eigenen Körper zu kämpfen. Mach dir bitte bewusst: Dein Körper ist nicht dein Feind. Tatsächlich ist dein Körper *immer für dich*. Du kannst und darfst dich dafür entscheiden, ihn mit dem Respekt zu behandeln, den er verdient, ihn zu umsorgen und wertzuschätzen.

Körper verändern sich ständig im Laufe des Lebens. Vielleicht möchte mein Körper irgendwann wieder etwas von dem Gewicht loslassen, das ich seitdem habe. Wer weiß das schon? Ich persönlich möchte aber nicht mehr meine Essensentscheidungen oder meine Selbstfürsorge von meinem Gewicht abhängig machen. Für meine Gesundheit und mein Wohlbefinden ist es förderlicher, wenn ich mich darauf konzentriere, wie ich mich jetzt gut versorgen kann – in dem Körper, den ich jetzt habe –, und ihm zu geben, was er jetzt braucht. Mir selbst zu erlauben, satt zu sein, und zu akzeptieren, dass nicht alle Mahlzeiten »perfekt« sein müssen oder zur Hälfte aus Gemüse bestehen müssen, ist für mich eine Form der Selbstfürsorge und eine Möglichkeit, meinem Körper Respekt entgegenzubringen. Auch du kannst eine solche Entscheidung treffen. Konzentriere dich darauf, wie du dich fühlst und wie Essen, Bewegung, Pausen, Schlaf etc. auf deinen Körper wirken. Erlaube dir, Medikamente und Hilfe anzunehmen. Du musst nicht alles allein schaffen. Finde das, was zu dir und deinem Leben in diesem Moment passt, und denk daran: Jeder Tag und jede Mahlzeit sind einfach nur eine weitere Gelegenheit, etwas über dich und deinen Körper zu erfahren. Nutze diese Chance und erlaube dir, neugierig und wertfrei an die Sache heranzugehen. Du wirst dich von einer ganz neuen, spannenden und vielleicht sogar unerwarteten Seite kennenlernen.

Teil 4
Gesundheit neu definieren

Balance und Flexibilität statt Verbote und Extreme

»Du kannst nicht das nächste Kapitel deines Lebens beginnen, wenn du ständig den letzten Abschnitt wiederholst.«

Michael McMillan

Die Vielfalt erfolgreicher Ernährungsweisen auf der ganzen Welt zeigt, dass es unzählige Wege gibt, um gesund zu essen. Wir Menschen sind äußerst anpassungsfähig und können uns selbst mit geradezu gegensätzlichen Grundnahrungsmitteln einer ausgezeichneten Gesundheit erfreuen. Uns stehen alle Möglichkeiten offen – und das ist zugleich Fluch und Segen. Trotz aller Freiheitsliebe sehnen wir uns gleichzeitig nach Klarheit und einfachen Lösungen für unsere Herausforderungen (deshalb sind Ernährungs- und Gesundheits-»Hacks« so beliebt). Das ist auch der Grund, warum so viele unentwegt auf der Suche nach *der einen* Diät, *der einen* Methode oder *dem einen* Trick sind, um endlich alle »Probleme« mit dem eigenen Körper zu lösen und glücklich sein zu können.

Die Lebensmittelindustrie und die Medien bedienen diese Hoffnung, indem sie regelmäßig neue Diäten und Produkte bewerben. Das führt zu einem ständigen Wechsel der Ernährungstrends. Je außergewöhnlicher und radikaler diese Trends, desto größer ist in der Regel das Interesse. Der makrobiotisch-frutarisch essende Extremsportler (mit einem gemeißelten Körper wie Michelangelos David), der jedes Körnchen fermentiertes, gefriergetrocknetes Quinoa auf die Waage legt und im Morgengrauen auf dem linken, kleinen Zeh balancierend drei Stunden meditiert, ist einfach viel spannender als eine ziemlich gewöhnlich aussehende Ernährungsfachkraft wie ich, die sagt: Esst doch mal ein bisschen mehr Gemüse. Auch wenn das für die meisten Menschen wahrscheinlich eine großartige Empfehlung ist, die richtig viel bewirken würde, kann ich mit diesem alten Hut leider keinen Blumentopf gewinnen.

Gesunde Nahrung ist nicht gleich gesundes Essverhalten

Aber nur weil jemand gesunde, nährstoffreiche Lebensmittel isst, heißt das nicht, dass die Person auch ein gesundes Essverhalten hat. Nicht nur das, was auf dem Teller liegt, ist wichtig, sondern auch, *wie* und *warum* wir essen. Viele Menschen suchen in einer zunehmend säkularen, sprich nichtreligiösen Welt nach Sinn und Orientierung. Ernährung bietet eine Möglichkeit, diese Lücke zu füllen. Wie in einer Religion, in der es klare Vorstellungen von »richtig« und »falsch« gibt, werden in der modernen Gesellschaft bestimmte Ernährungsweisen moralisch aufgeladen. Essen – oder vielmehr *nicht zu essen* – wird zu einem Ausdruck von Tugend, und Menschen, die sich »gesund«, »biologisch« oder »natürlich« ernähren, werden oft als moralisch überlegen bewundert. Einem Ernährungsplan zu folgen, bedeutet im übertragenen Sinn auch, Verantwortung an »eine höhere Macht« abzugeben und sich damit ein Stück weit vor Kritik oder Unsicherheit zu schützen.

In ähnlicher Weise, wie Religion Menschen zusammenbringen kann, schaffen Ernährungsweisen eine starke Gemeinschaft und Identität. Low Carb, Keto, Intervallfasten, Paläo, zuckerfrei oder Clean Eating sind nicht nur Ernährungsstile. Es bilden sich ganze Gemeinschaften, die nicht nur Ernährungsinformationen teilen, sondern auch Zugehörigkeit und sozialen Zusammenhalt bieten, ähnlich wie es religiöse Gemeinschaften tun. Menschen entwickeln dadurch starke emotionale Bindungen zu ihrem Essverhalten, und es kann schwer sein, sie davon zu überzeugen, dass es auch andere Wege gibt, sich gesund zu ernähren. Wie oft saß ich schon mit anderen Ernährungs- oder Gesundheitsfachkräften in Seminaren oder Fortbildungsveranstaltungen und diskutierte darüber, dass wir uns häufig schier die Zähne ausbeißen, wenn wir Klient:innen davon überzeugen wollen, dass der neueste Ernährungstrend nicht unbedingt passend oder sogar gefährlich für sie sein könnte.

Eine weitere Parallele zu Religion ist, dass viele Ernährungsrichtungen eine Art »Erlösung« oder »Heilung« zusichern, sei es in Form perfekter Gesundheit, einer optimalen Körperform oder einer besseren geistigen und emotionalen Verfassung. Es geht so schnell, auf unseriöse Versprechen reinzufallen. Mir ist das leider auch schon häufiger passiert. Die letzten zehn Jahre meiner Diätkarriere war ich davon überzeugt, gar nicht auf Diät zu sein. Ich habe doch nur ein bisschen auf meine Ernährung geachtet und versucht, möglichst »gesund« und »clean« zu essen. Was soll daran denn bitte schlimm sein?

Dogmatismus und Extreme sind fehl am Platz

Auch diesen Satz hast du schon gehört: Es ist kompliziert. In diesem Buch habe ich schon ein paarmal dazu geraten, natürliche Lebensmittel und frische Zutaten zu bevorzugen. Das bedeutet aber nicht automatisch, dass ich Clean Eating empfehle. Ginge es beim Clean Eating nur darum, verarbeitete Lebensmittel bewusst zu konsumieren und den Fokus insgesamt auf eine ausgewogene

Ernährung mit mehr Gemüse, Obst, Vollkornprodukten, günstigen Fetten und ausreichend Proteinen zu legen, dann hätte ich damit kein Problem. Ja, ich wäre die erste, die sagen würde: Nur zu, leg los! Schließlich kann die bewusstere Auseinandersetzung mit Nahrungsmitteln und die Rückbesinnung auf frische, natürliche Lebensmittel für viele Menschen ein positiver Schritt sein.

Wäre da nicht die Sache mit dem Dogmatismus, die vielen Ernährungstrends anhaftet. Beim Clean Eating beispielsweise erfolgt eine strikte Einteilung in »cleane« und »dirty« Lebensmittel. Auch wenn eine Ernährung empfohlen wird, die zu 80 Prozent aus »cleanen« und zu 20 Prozent aus »dirty« Lebensmitteln besteht, machen diese starren Etiketten es auf mentaler Ebene schwer, Clean Eating entspannt umzusetzen. Wenn bestimmte Lebensmittel als »schmutzig« und damit als »gefährlich« oder sogar »gesundheitsgefährdend« betrachtet werden, kann das zu einer emotional aufgeladenen Beziehung mit Essen führen. Es können Schuldgefühle, Widerstand oder sogar Ekel aufkommen, wenn Lebensmittel aus der Kategorie »dirty« gegessen werden. Ganz ehrlich, wenn Angst vor bestimmten Lebensmitteln ins Spiel kommt – wie flexibel können wir dann trotz 80/20-Regel überhaupt noch sein? Die Antwort ist leicht: gar nicht. Diese strikte Einteilung von Lebensmitteln in »gut« und »schlecht« kann zudem eine ungesunde Fixierung auf die »Reinheit« der Ernährung auslösen, was das Risiko für eine orthorektische Tendenz erhöhen kann (siehe Seite 21).

Clean Eating durfte eben als Beispiel herhalten, aber dasselbe gilt auch für viele andere Ernährungsweisen. Die Frage, die sich mir stellt, ist weniger, wie viele »gesunde« Lebensmittel jemand isst, sondern eher, was passiert, wenn die Person es mal nicht tut? Bleibt sie entspannt? Spricht sie mitfühlend mit sich? Überlegt sie, was sie gebraucht hätte, um sich an ihren Ernährungsplan zu halten? Welche Bedürfnisse nicht befriedigt waren? Oder geht es direkt in die Abwärtsspirale aus Selbstabwertung, Schuld und Scham und das Gefühl, es »wiedergutmachen« und sich »mehr anstrengen« zu müssen? Der psychische Druck, ständig »richtig« zu essen – in welcher Form auch immer –, kann zu Stress und sozialer Isolation führen, da Mahlzeiten in geselligen Zusammenhängen schwerer zu genießen sind, wenn man sich an strenge Ernährungsvorgaben halten »muss«.

Was, wenn du zu den Menschen gehörst, die sagen: Schon der Gedanke daran, dass ich etwas weglassen muss, ist eine Initialzündung für einen Essanfall? Oder zu denen, die schon längst mit Low Carb, Intervallfasten, Punktezählen, Clean Eating & Co. durch sind, immer erfolgreich abgenommen haben, ihr Gewicht aber nie halten konnten? Der gewichtszentrierte Ansatz lässt all diese Menschen im Regen stehen, da auf eine vermeintliche Willensschwäche mit noch mehr Druck in Form von »gutem Zureden«, Angstmacherei oder Beschämung reagiert wird (siehe Seite 53). Beschämungen, Dogmatismus, Moralisierung von Lebensmitteln und Verbote helfen aber nicht, die Beziehung zum Essen zu entspannen und zu normalisieren. Sie verankern nur die Idee, dass bestimmte Lebensmittel oder ganze Lebensmittelgruppen der Feind sind, den es um jeden Preis zu vermeiden und zu eliminieren gilt. Manchen Menschen geben Regeln und Kontrolle beim Essen Halt, Struktur, eine gute Richtung. Ich möchte das niemandem absprechen. Bei anderen können sie zu Essanfällen, einer dysfunktionalen Beziehung zum Essen oder sogar zu essgestörten Verhaltensweisen führen.

Kickstart Ernährungsumstellung: Chance oder Risiko?

Es geht nicht darum, dass du dir ab und zu Gedanken machst, was du essen willst, deinen Einkauf für die nächste Woche planst, für den nächsten Tag vorkochst oder Meal Prep machst. Keine Frage, all das kann dir dabei helfen, abwechslungsreich und gesund zu essen. Beherrscht die Ernährung aber deine Gedanken, dreht sich so gut wie alles in deinem Leben ständig ums Essen (oder deinen Körper) und stellst du bestimmte Essensregeln über deine Bedürfnisse, dann gehen bei mir als Ernährungsfachkraft die kleinen, blinkenden roten Warnlichter an. Denn wenn du vorwiegend rational entscheidest, was du isst, Faktoren wie Hunger, Sättigung, Appetit oder Gelüste eine untergeordnete Rolle spielen und du das Gefühl hast, gegen deinen Körper ankämpfen zu müssen, können das Anzeichen für ein essgestörtes Verhalten sein.

Es ist schlicht und einfach gefährlich, Ernährungsempfehlungen nach dem Gießkannenprinzip zu verbreiten, denn wir wissen nie, wen diese Ratschläge erreichen. Es mag durchaus Menschen geben, die einen Ernährungsplan und klare Regeln bekommen, wie sie sich verhalten sollen, und es ist genau das, was sie brauchen. Sie probieren dann neue, gesunde Verhaltensweisen aus, merken, dass es ihnen besser geht, behalten diese bei und verbessern ihre Gesundheit und ihr Wohlbefinden. Ausnahmen bestätigen die Regel, aber meistens handelt es sich um Personen mit einem positiven Körperbild und einem hohen Selbstwert. Bei ihnen haben wir kein Problem mit den Gießkannenempfehlungen, denn eine solche Person ist gut mit dem eigenen Körper verbunden, kann sich ganz entspannt Anregungen für die Ernährung holen und im Einklang mit den eigenen Bedürfnissen überlegen, ob sie die Empfehlungen umsetzen – oder sich lieber gegen sie entscheiden möchte.

Für Menschen, die schon ihr Leben lang Diät machen, die darin geübt sind, ihre Bedürfnisse zu unterdrücken, schon sehr oft gehört haben, dass ihr Körper »falsch« sei (vielleicht schon seit frühester Kindheit), die ein negatives Körperbild oder einen niedrigen Selbstwert haben oder die sich wertlos fühlen, sind solche Ernährungsempfehlungen keine gute Strategie. Für sie kann jeder noch so gut gemeinte Ernährungsratschlag einen letzten Rettungsanker darstellen, an den sich die Person klammert – ohne zu hinterfragen, welche Auswirkungen diese Maßnahme langfristig für die körperliche oder mentale Gesundheit hat. Verstärkt wird das Ganze noch durch Sätze wie »Es ist jetzt fünf vor zwölf« oder »Es muss jetzt wirklich mal was passieren«, die zusätzlich Angst machen und keinen Spielraum für Entscheidungen im Einklang mit den eigenen Bedürfnissen zulassen. Oder die Person hinterfragt die Empfehlung und entscheidet sich dennoch gegen ihre Bedürfnisse und für Kontrolle, weil sie völlig verzweifelt ist und hofft, dass *diese eine letzte* Ernährungsumstellung endlich ihr langersehnter Schlüssel zum Glück sein wird.

Wirkliche und wahrhaftige Selbstfürsorge bedeutet, sich nach innen zu richten. Sie beinhaltet, die Botschaften zu verstehen und zu würdigen, die unser Körper uns sendet. Manchmal kann das einen großen gemischten Salat und ein schweißtreibendes Workout erfordern und ein anders Mal Schokolade, Sofa und Seifenopern. Beides ist völlig okay. Sobald wir diese ganzen »Ich sollte es« streichen und die dogmatischen Diätregeln zum Fenster rausschmeißen, können wir wirklich anfangen, Vertrauen zum eigenen Körper aufzubauen, uns mit den eigenen Bedürfnissen zu verbinden und gut für uns selbst zu sorgen. Selbstfürsorge beinhaltet keine ständige Einschränkung beim Essen und zwingt uns auch nicht zum Sport, wenn wir eigentlich nur Sehnsucht nach Ruhe und Erholung haben.

Bewegung und Gewichtsabnahme entkoppeln

Bewegung wird neben Ernährung und Willenskraft als das Wundermittel gehandelt, um Gewicht zu verlieren. Zweifellos können Menschen mit Ernährung und Bewegung ihren Körper formen. Doch auch das geht mit natürlichen Mitteln nur bis zu einem gewissen Grad, je nach Genetik und physischen Voraussetzungen. Außerdem kann nicht jede Person das tun, ohne die eigene körperliche und geistige Gesundheit aufs Spiel zu setzen. Für viele Menschen mit chronischer Diätvergangenheit oder einer Essstörungsvergangenheit sind die Wörter »Sport«, »Training« und vielleicht sogar »Bewegung« negativ belegt. Beim Sport während der Diäten ging es darum, »Kalorien zu verbrennen«, »Mahlzeiten zu verdienen«, bei Training wurde »der Körper geformt« und Bewegung allgemein diente häufig der »Wiedergutmachung« oder »Bestrafung«. Falls du in einer Essstörung oder frühen Recovery bist und Bewegung ein wichtiges Mittel für dich ist oder war, dein Gewicht zu regulieren, setze bitte keine Impulse aus diesem Kapitel um, ohne vorher mit der Person zu sprechen, die deine primäre Gesundheitsversorgung übernommen hat. Bewegung an sich ist nicht immer automatisch gut (früher habe ich das geglaubt, Essstörungen wie Sportbulimie haben mich mittlerweile eines Besseren belehrt). Der Kontext, die Motivation dahinter und das individuelle Verhalten sind entscheidend. Problematisch kann es werden, wenn Bewegung nicht mehr im Einklang mit dem Wohlbefinden steht und zu zwanghaftem oder ungesundem Verhalten führt.

Körperliche Bewegung ist bestenfalls ausgewogen und findet auf der Basis eines gesunden Verhältnisses zum eigenen Körper statt, damit sie wirklich förderlich ist. Dann hat sie ein unfassbar großes Potenzial, das Wohlbefinden und die Gesundheit, aber auch das Körpergefühl und die Lebensqualität zu verbessern. Wir Menschen sind evolutionär dafür gemacht, körperlich aktiv zu sein. Bewegung spielt eine wichtige Rolle für einen gesunden Stoffwechsel und für die Erhaltung von Muskelmasse, deren hoher Anteil ebenfalls mit Gesundheit und Langlebigkeit assoziiert wird (siehe Seite 39). Falls du dich schlecht zu Bewegung motivieren kannst, dann frag dich einmal, ob es deine (aktuelle oder frühere) Hauptmotivation für körperliche Aktivität ist/war, deinen Körper nach ästhetischen Aspekten zu formen. Oder vielleicht ist die Sache viel banaler und du hast einfach tagsüber zu wenig gegessen? Wenn du in einem realen Energiemangel bist (siehe Seite 28), dann tut dein Gehirn alles, um Energie zu konservieren, damit du dich bloß nicht von der Couch bewegst, um auf der sicheren Seite zu sein. Möglicherweise ist deine Bewegungsunlust aber auch einfach schlichte Erschöpfung (siehe Seite 95).

Es ist völlig okay, Ambitionen beim Sport zu haben, sich steigern oder den Körper verändern zu wollen. Selbstverständlich darfst du Körperziele haben, das steht außer Frage. Fokussierst zu dich aber zu sehr auf diese, kann dich das davon abhalten, Bewegung als eine Möglichkeit zu sehen, gut für dich selbst zu sorgen. Körperliche Aktivität kann so viel mehr sein als nur ein Mittel, den eigenen Körper zu formen und einer bestimmten Körperästhetik zu entsprechen. Bewegung, besonders aus Freude, kann …

- die Stimmung verbessern,
- die Insulinsensitivität erhöhen,
- den Cortisollevel im Körper (und damit chronischen Stress) senken,
- die Resilienz erhöhen (psychische Widerstandskraft und Fähigkeit, mit belastenden Situationen umzugehen),
- den Schlaf verbessern,
- die Knochendichte steigern und damit die Wahrscheinlichkeit von Belastungsbrüchen reduzieren,
- das Herz stärken,

- je nach Art der Bewegung das Lungenvolumen erhöhen,
- die Muskelmasse erhöhen, die besonders im Alter mit einer höheren Lebensqualität assoziiert ist,
- Hunger- und Sättigungshormone im Gleichgewicht halten,
- die Lern- und Konzentrationsfähigkeit verbessern und
- den kognitiven Verfall im Zusammenhang mit dem Altern verzögern oder verhindern.

Falls du dich momentan wenig oder gar nicht bewegst, gilt auch hier wieder das Prinzip der Mäuseschrittchen. Erst baust du eine regelmäßige Gewohnheit auf und dann geht es ans Feintuning (auf die Details kommen wir im nächsten Kapitel). Suche dir zwei neue Motivationen für Bewegung und geh die Sache ganz langsam an. Starte mit kleinen, erreichbaren Zielen. Anstatt dir vorzunehmen, eine Stunde zu trainieren, beginne damit, dir nur 5–10 Minuten Zeit zu nehmen. Es ist erst einmal völlig egal, was du machst. Leg dich von mir aus auf deine Yogamatte und schau an die Decke. Es geht erst mal nur darum, dir regelmäßig feste Zeiten einzuräumen, an die du dich hältst und auf die du dich bestenfalls freust. So entsteht eine Routine. Sie kann dir dabei helfen, Bewegung zur Gewohnheit zu machen.

Plane deine Aktivitäten zu einer bestimmten Tageszeit, die gut zu deinem Energielevel passt. Das Schwierigste ist immer, überhaupt loszulegen. Mach es dir daher so leicht wie möglich. Es muss nicht immer ein Work-out sein – ein kurzer Spaziergang, behutsames Dehnen und Strecken nach langem Sitzen oder Tanzen zu einem Lieblingslied zählen auch. Finde Bewegungsarten, die dir Spaß machen, anstatt dich zu Aktivitäten zu zwingen, die du nicht magst. Wenn möglich, binde andere mit ein. Verabrede dich für Spaziergänge oder virtuelle Work-outs. Melde dich für einen gewichtsinklusiven Online-Bewegungskurs an. Der soziale Aspekt kann die Motivation erheblich steigern. Konzentriere dich auf das Gefühl *nach* der Bewegung, sei es die Entspannung oder die Zufriedenheit, etwas geschafft zu haben. Bestenfalls stellt sich ein positives Gefühl ein. Das ist die stärkste Motivation, die du dir nur vorstellen kannst, und wird dir dabei helfen, am Ball zu bleiben und Bewegung als natürlichen Teil deines Lebens zu integrieren. Und falls das positive Gefühl ausbleibt, gehe erneut in dich und frage dich, wie du deinen Bedürfnissen besser entsprechen kannst.

Ein paar letzte Stolpersteine

Wenn du bis hierhin gelesen hast, hoffe ich sehr, dass du Crashdiäten oder Ernährungsweisen mit einem zu großen Kaloriendefizit, das deinen Körper überfordert, nicht mehr ernsthaft in Betracht ziehst. Aber natürlich ist es deine Entscheidung, was du mit den Informationen in diesem Buch anfangen willst. Ich bin die Letzte, die dir verbieten würde, eine Diät zu machen, und kann den Wunsch nachvollziehen, wenn jemand in einer Gesellschaft wie der unseren das eigene Körpergewicht reduzieren will. Möchtest du weiterhin abnehmen, wird dir das auf eine nachhaltige, möglichst gesunde Weise nur gelingen, wenn du (extrem!) langsam vorgehst, dich mit viel Zeit und Geduld in einem sehr kleinen Kaloriendefizit bewegst (damit für deinen Körper nicht das Gefühl einer Notsituation aufkommt) und eine Ernährungsweise wählst, die du ohne das Gefühl von Verzicht und Kontrolle dauerhaft aufrechterhalten kannst. Bestenfalls hast du neben deinem

Körpergewicht ein anderes, kraftvolles Warum, das dir hilft, am Ball zu bleiben, da sich das Körpergewicht optimalerweise so langsam verändert, dass es schwierig wird, sich ausschließlich dadurch zu motivieren (siehe Seite 218). Wichtig ist auch, immer wieder längere Perioden einzulegen, in denen du kein Kaloriendefizit hast, damit sich der Körper langsam an das neue, geringere Gewicht gewöhnen kann. Egal, für welche ernährungstechnischen Anpassungen du dich entscheidest: Frag dich immer, was für dich langfristig umsetzbar ist, ob es im Einklang mit deinen Bedürfnissen steht und welche Erfahrungen du eventuell in der Vergangenheit mit dieser Herangehensweise gemacht hast (siehe Seite 110). Für manche Menschen kann eine 180-Grad-Wende genau das sein, was sie brauchen. Für andere ist eine langsame Veränderung im Einklang mit ihren Bedürfnissen nachhaltiger. Auch wenn wir uns das nur schwer vorstellen können, führt sie oft sehr viel schneller ans Ziel. Die Entscheidung liegt immer bei dir. In diesem Kapitel gebe ich dir ein paar Anregungen, wie du mit Stolpersteinen umgehen kannst, die uns typischerweise bei der Umsetzung unserer Ziele begegnen können.

Veränderung bedeutet Unsicherheit für das Gehirn

Auch wenn ich für langsame Veränderungen mit Rücksicht auf sich selbst plädiere: Wir tendieren leider eher dazu, das ganze Leben auf einmal umkrempeln zu wollen. Es soll sich schließlich schnell etwas verändern! (Besonders wenn der aktuelle Zustand mit unangenehmen Gefühlen verbunden ist, sollen die möglichst schnell verschwinden.) Veränderungen aber haben das große Potenzial, das Gehirn in eine Art Panikmodus zu versetzen, weil sie Unsicherheit und Unvorhersehbarkeit mit sich bringen. Das

Gehirn ist darauf ausgelegt, Muster zu erkennen, um auf vertraute Situationen effizient zu reagieren. Veränderungen stören diese bekannten Muster, was als Bedrohung interpretiert werden kann. Dies löst die Aktivierung des limbischen Systems im Gehirn aus, insbesondere der Amygdala, die für die Verarbeitung von Angst und Stress verantwortlich ist.

Der dahinterstehende Mechanismus ist evolutionär bedingt und stammt aus Zeiten, als unbekannte oder neue Situationen potenzielle Gefahren darstellten. Auch wenn Veränderungen heute oft keine unmittelbare Bedrohung mit sich bringen, reagiert das Gehirn immer noch ähnlich wie in Urzeiten. Das Gefühl der Unsicherheit aktiviert die Stressantwort, um den Körper in Alarmbereitschaft zu versetzen (siehe Seite 80). Diese Panikreaktion des Gehirns kannst du vermeiden, wenn du bei Veränderungen optimalerweise folgende drei Dinge beachtest:

1. Wähle eine neue Handlung, die dir Freude bereitet oder deren positive Auswirkungen dich motivieren und dein Gehirn belohnen.
2. Die neue Handlung sollte sich angenehm und sicher anfühlen und ohne große Überwindung umsetzbar sein.
3. Die Veränderung sollte so klein sein, dass dein Gehirn sie fast schon belächelt, mit Gedanken wie »Das ist doch kinderleicht« oder »Das macht doch kaum einen Unterschied« – genau dann hast du die richtige Dosierung gefunden.

Falls dir besonders der letzte Punkt widersprüchlich vorkommt, dann erinnere dich daran, dass es häufig die größte Überwindung kostet, den ersten Schritt zu machen. Gestaltest du diesen so einfach wie möglich und übst du die neue Verhaltensweise regelmäßig, dann kann sich daraus eine Gewohnheit entwickeln, die du nach und nach immer weiterentwickeln kannst.

Grenzen setzen, ohne zu verletzen

Es ist sehr wahrscheinlich, dass du andere häufig in ihre Schranken weisen musst, wenn du einen Anti-Diät-Weg einschlägst. In einer Gesellschaft, in der der schlankere Körper der »bessere« ist, stoßen besonders mehrgewichtige Menschen sehr schnell auf Widerstände. Die Basis, um neue gesunde Gewohnheiten in dein Leben zu holen, ist es, eine Umgebung zu schaffen, in der es dir gelingen kann, Diäten hinter dir zu lassen. Klassische Situationen, die deine Bemühungen torpedieren, sind beispielsweise Gespräche über Diäten und »Körperoptimierung«, Kommentare zum Essverhalten (»Willst du das wirklich noch essen?«, »Kannst du dir das erlauben?«, »Mit deiner Figur würde ich das nicht essen.«) oder Bemerkungen und Beschämungen beim Arztbesuch. Die meisten Kommentare zum Essverhalten oder Körper werden leider sogar in der Familie oder im Freund:innenkreis gegeben. Selbst wenn sie gut gemeint sind, sind sie einfach nur schmerzhaft, übergriffig und absolut unnötig. Wenn du dich plötzlich in einer Situation wiederfindest, in der du nicht weißt, was du sagen sollst, denke bitte daran:

- Du musst nicht immer »die perfekte Antwort« parat haben.
- Du musst dich nicht in jeder Situation aktiv wehren.
- Du musst nicht ständig versuchen, etwas zu bewirken.
- Du darfst bestimmen, wie viel du über deine Beziehung zum Essen, deinen Körper und deine eigenen Erfahrungen mitteilst.
- Du musst nicht über Diäten, Lebensmittel, Körpergewicht, Training etc. sprechen, wenn du es nicht möchtest.
- Du darfst »das Falsche« sagen.
- Du darfst Nein sagen.
- Du darfst nichts sagen.

- Du bist niemandem Rechenschaft schuldig.
- Du darfst deine eigenen Grenzen definieren und diese klar kommunizieren.

Je nach Situation kann es sein, dass du unterschiedlich reagieren willst oder musst. Selbst in derselben Situation an zwei verschiedenen Tagen kann deine Antwort unterschiedlich sein. Die folgenden vier Strategien helfen dir dabei, dich je nach Situation zu entscheiden, wie du reagieren möchtest:

1. Verlasse die Situation.
2. Wechsle das Thema.
3. Rege zum Nachdenken an.
4. Gehe auf Konfrontation.

Manchmal hast du vielleicht nicht die Kraft, dich verbal zu wehren oder aktiv für dich einzustehen, ohne dir selbst damit zu schaden. Das ist völlig okay. Ab und zu ist es nicht möglich, eine Situation zu verlassen, und es gibt auch Situationen, denen du nicht entgehen kannst. Du musst dir trotzdem nicht alles gefallen lassen. Eventuell ist dir eine Konfrontation in bestimmten Situationen unangenehm oder sie wäre unangemessen. Trotzdem kannst du deinen Standpunkt deutlich machen – und wenn du das ganz heimlich, still und leise in deinem Kopf machst. Beharrlichkeit und Durchhaltevermögen sind der Schlüssel und bringen dich ans Ziel. Deine Grenzen sind dazu da, um dich zu schützen. Überlege dir, wer du sein willst und wie du dementsprechend in deinem Alltag handeln willst. Wenn du weißt, wofür du etwas tust, schafft das innere Klarheit. Das macht es dir leichter, dort eine Grenze zu ziehen, wo du sie brauchst.

Selbstbewusst beim Arztbesuch

Was aber, wenn du dir Unterstützung suchst, die von dir angesprochene Person auch tatsächlich an deinem Wohlbefinden und deiner Gesundheit interessiert ist, aber du trotzdem Beschämungen erlebst? Ich bin davon überzeugt, dass die allermeisten Menschen, die im Gesundheitswesen arbeiten, auch wirklich helfen wollen. Gewichtsstigmatisierung in der Gesundheitsversorgung ist aber immer noch ein Problem. Wenn Gesundheitsdienstleister:innen daran glauben, dass dicke Menschen selbst schuld sind an ihrem Gewicht oder dass eine Gewichtsabnahme die größten Probleme ihrer Patient:innen lösen würde, schöpfen sie nicht ihr volles Potenzial aus. Dann nutzen sie nicht alle Möglichkeiten, ihren Patient:innen eine evidenzbasierte Behandlung zu geben, die schlanke Menschen mit denselben Symptomen in derselben Situation bekommen würden. Falls du das Gefühl hast, dein:e Gesundheitsdienstleister:in sieht nur deinen BMI, sind hier ein paar Impulse, wie du dich verbal dagegen wehren kannst. Beispielsweise kannst du sagen:

- »Bekommen schlanke Menschen diese Erkrankung auch?«
- »Was würden Sie einer schlanken Person an meiner Stelle verschreiben, die dieselben Beschwerden hat wie ich?«
- »Selbst wenn ich jetzt xy kg verlieren würde und sich dann meine Beschwerden bessern würden, möchte ich nicht so lange warten, sondern jetzt etwas tun. Was schlagen Sie vor?«
- »Glauben Sie das wirklich, dass ich ein willensschwacher und undisziplinierter Mensch bin und noch nie versucht habe, etwas gegen mein Gewicht zu unternehmen?«
- »Ich habe schon so oft probiert, mein Gewicht zu verändern, und das hat mich weder schlanker noch gesünder gemacht. Welche Möglichkeiten haben wir noch?«

- »Meine frühere Hausärztin hat mir Studien gezeigt, dass die allermeisten Menschen nach einer Diät oder Ernährungsumstellung das Gewicht wieder zunehmen und danach sogar oft schwerer sind als vorher. Wenn ich doch danach schwerer bin, würde das nicht aktiv mein Problem verschlimmern?«
- »Mir wäre es lieber, wenn wir meine Beschwerden direkt angehen würden und nicht den Umweg über mein Gewicht nehmen. Also, was ist der Plan B?«
- »Am Körpergewicht können Sie nicht ablesen, wie ich mich verhalte. Ich wünsche mir, dass Sie nachfragen, bevor Sie voreilige Schlüsse aufgrund meines Aussehens ziehen.«
- »Ich bin nicht hergekommen, um beschämt zu werden, sondern weil ich Ihre Hilfe brauche.«

Die meisten dieser Sätze sind als Fragen formuliert, und das aus gutem Grund: Schon in ihrer Ausbildung werden Ärzt:innen darauf trainiert, Antworten zu geben und Lösungen zu präsentieren. Wenn dein/deine Ärzt:in dir mitteilt, dass dein Gewicht deine Gesundheit beeinträchtigt, dann ist es wichtig, nach Einzelheiten zu fragen. Was ist der Mechanismus dahinter? Wie genau sieht diese Beeinträchtigung aus? Warum ist denn das Gewicht überhaupt relevant? Ist es für die Behandlung wirklich nötig, das Gewicht zu kennen? Welche anderen Möglichkeiten gibt es noch? Falls du dann irgendwas über Risiken zu hören bekommst, denk daran, dass Studien nur Zusammenhänge zeigen (keine Kausalitäten) und es nicht eine einzige Erkrankung gibt, die nur schlanke oder nur dicke Menschen bekommen können.

Dein/deine Ärzt:in oder allgemein dein/deine Gesundheitsdienstleister:in kann übrigens die meisten deiner Beschwerden behandeln, ohne dein Gewicht zu kennen. Eine Ausnahme wäre zum Beispiel, wenn du Medikamente bekommst, die nach Körpergewicht dosiert werden, oder wenn du eine Narkose brauchst.

Wenn du möchtest, kannst du aber auch darum bitten, dass dir dein Gewicht nicht mitgeteilt wird, und dich rückwärts auf die Waage stellen zu dürfen. Falls du mehrgewichtig bist, ist es dein gutes Recht, dieselbe evidenzbasierte und effektive Behandlung zu bekommen wie schlanke Menschen auch. Dein allerwichtigstes Wort bei einem schwierigen Praxisbesuch ist daher »Nein« und du musst diese Antwort nicht begründen. Du kannst auch, wenn du etwas höflicher wirken willst, »Nein, danke!« sagen.

Die Angst vor der Gewichtszunahme

Nun bist du fast am Ende dieses Buches, hast ganz viele Impulse gekriegt und vielleicht spürst du auch tief in deinem Inneren, dass dieser gewichtsinklusivere Ansatz der richtige Weg für dich ist. Aber was, wenn dein Wunsch nach einem schlank(er)en Körper mindestens genauso stark ist und sich nicht so einfach ablegen lassen will? Oder was, wenn du mit dem Intuitiven Essen zunimmst? Was, wenn das dann gesundheitliche Probleme weiter verstärken könnte?

Falls du solche Ängste hast, dann ist das etwas Gutes, denn sie bedeuten, dass du schon einen großen Schritt weitergekommen bist. Die Angst zeigt dir, dass du dich an einem Punkt befindest, an dem du beginnst, deine Kontrollmechanismen in Bezug auf Essverhalten und Körper zu hinterfragen, und dass du anfangen möchtest, deinem Körper zu vertrauen. Du hast den ersten großen Schritt in Richtung Intuitive Ernährung längst getan. Wenn diese Unsicherheiten hochkommen, dann kannst du dich auch fragen, was passieren würde, wenn du so weitermachst wie bisher oder die nächste Diät anfängst. Wie hat das in der Vergangenheit funktioniert? Würde dich das wirklich gesünder machen? Oder würde die nächste Diät nur dazu führen, dass du einen neuen

Looping drehst und einmal mit dem Gewicht runtergehst, um es dann wieder zuzunehmen? Was, wenn du stattdessen jetzt in diesem Moment mit den Mäuseschrittchen starten würdest? Wenn du mit den Diäten in den letzten Jahren oder Jahrzehnten nicht weitergekommen bist und sie dich nicht ans Ziel gebracht haben, dann ist die Wahrscheinlichkeit groß, dass auch deine nächste Diät nicht »die Rettung« ist. Vielleicht ist es dann wirklich an der Zeit, etwas anderes zu versuchen? Das ist eine Frage, die du dir nur selbst beantworten kannst.

Es kann sein, dass sich dein Gewicht deinen Wünschen entsprechend verändert, wenn du beginnst, intuitiv zu essen. Die Wahrscheinlichkeit ist sogar höher, als wenn du Diäten machst – eine Garantie dafür gibt es aber nicht.[430] Ich begebe mich jetzt auf dünnes Eis, denn die folgende Diskussion ist keine, die ich gerne führe, weil sie – wenn ich nicht aufpasse – die Diskussion wieder auf das Gewicht bringt, Hoffnungen schürt und vom Wesentlichen ablenkt (und das will ich gerade nicht). Gleichzeitig ist die Frage, ob sich mit der Intuitiven Ernährung Gewicht verlieren lässt, mit Abstand die häufigste, die mir gestellt wird. Es gibt Menschen, die nehmen mit der Intuitiven Ernährung ab. Es gibt dazu keine Interventionsstudien, sondern nur Erfahrungsberichte (und die bereits genannten Beobachtungsstudien, die aber keine Umkehrschlüsse zulassen). Dennoch lassen sich aus diesen ein paar Gemeinsamkeiten ablesen.

Wenn Menschen mit der Intuitiven Ernährung langfristig Gewicht verlieren und ohne große Anstrengung halten, passiert das meistens sehr langsam und wie nebenbei. Oft merken sie es anfangs nicht einmal. Meine Vermutung ist, dass sie durch die bedürfnisorientierten Anpassungen ihres Lebensstils im Rahmen der Intuitiven Ernährung »aus Versehen« in den eng umgrenzten Bereich eines rechnerischen Kaloriendefizits hineingekommen sind, ohne einen realen Energiemangel zu erreichen – der so schwierig »mit Absicht« zu treffen ist (siehe Seite 28). Sie scheinen außerdem gemeinsam zu haben, dass sie im Vorfeld den Entschluss gefasst haben, jede Veränderung ihres Gewichts zu akzeptieren (auch eine Gewichtszunahme), weil ihnen das überhaupt erst die Möglichkeit gibt, sich ganz auf ihre Bedürfnisse, ihre Selbstfürsorge und ihr Wohlbefinden zu konzentrieren. Und selbst, wenn sie mit dem Intuitiven Essen nicht abgenommen haben, geben kleinere Interventionsstudien vielversprechende Hinweise darauf, dass es möglich ist, mit der Intuitiven Ernährung das Gewicht zumindest stabil zu halten und nicht mehr weiter zuzunehmen.[431–433]

Auch wenn das kein einfaches Unterfangen ist: Dich im Hier und Jetzt mit genau diesem Körper, so wie du jetzt bist, mehr anzunehmen, genau das möchte ich dir ans Herz legen. Denn du wirst auch schlank nicht glücklich sein, solange du deine Selbstakzeptanz oder Selbstliebe an Bedingungen wie ein bestimmtes Erscheinungsbild knüpfst. Es kann sein, dass du abnimmst, es kann sein, dass dein Gewicht gleich bleibt, es kann aber auch sein, dass du zunimmst, wenn du anfängst, intuitiv zu essen. Dein jetziges Gewicht ist kein verlässlicher Hinweis darauf, in welche Richtung es gehen wird. Wenn du deinen Körper lässt und ihn dabei unterstützt, wird er mithilfe der Intuitiven Ernährung das passende Gewicht für dich finden, bei dem du leistungsfähig und energiegeladen sein wirst und ein erfülltes Leben führen kannst. Vielleicht könnte auch das ein gesundheitsförderndes Ziel sein: Aus dem Diätkreislauf auszusteigen und kein gesundheitsschädliches Weight Cycling mehr zu betreiben.

Es ist normal, eine Gewichtszunahme zu fürchten. Aber es ist deine Entscheidung, ob du dich von der Angst leiten lässt und welche Handlungen aus deinen Gedanken entstehen. Alles, was du bekämpfst, wird umso wichtiger und umso präsenter in deinem Leben. Es geht mir überhaupt nicht darum, dass du den

Wunsch nach einem schlankeren Körper für immer und alle Zeit aufgibst. Vielmehr möchte ich dich ermutigen, die momentane Situation anzuerkennen, so wie sie ist, und mit einer mitfühlenden und freundlichen Haltung dir selbst gegenüber einen Lebensstil zu finden, der sich positiv auf dein Leben auswirkt.

Finde *deine* Wahrheit

Wir wissen längst, dass es nichts bringt, Menschen zu sagen, was und warum sie etwas tun oder lassen sollten. Die meisten Menschen wissen, was gut für sie ist. Aber wenn fehlendes Wissen nicht das Problem ist und die Vernunft schon längst hätte siegen müssen – warum haben wir alle unsere Ziele nicht schon längst erreicht? Ganz einfach, weil wir nicht alles mit dem Kopf lösen können.

Viele Menschen glauben, dass sie erst bestimmte Dinge umgesetzt haben müssen, um sich selbst akzeptieren oder respektieren zu dürfen, um sich gut um sich selbst zu kümmern oder an sich zu glauben. Dabei ist das absolute Gegenteil der Fall. Wenn du heute damit beginnst, liebevoller und freundlicher mit dir umzugehen, wird dir das dabei helfen, deine Ziele zu erreichen. Ganz konkret: Wenn du anfängst, daran zu glauben, dass du einen Anspruch darauf hast, glücklich zu sein, ganz egal, was du wiegst oder wie du aussiehst oder wie es um deine momentane Gesundheit bestellt ist, dann wird das zwangsläufig dazu führen, dass du anfängst, dich in deinem Körper wohler zu fühlen und besser für dich zu sorgen.

Ins Tun kommen

So viel nun zur Theorie. Die große Frage ist jetzt: Wie kommst du wirklich ins Tun und änderst deine Gewohnheiten? Die Antwort ist so simpel wie komplex: indem du einfach anfängst. Dann brauchst du jetzt nur noch Disziplin, um den ersten Schritt zu machen, richtig? Oder war es doch eher Motivation? Schauen wir uns mal den Unterschied an:

- **Disziplin** beschreibt die Fähigkeit, bestimmte Vorgaben, Vorschriften oder Regeln einer Gruppe oder einer Gemeinschaft einzuhalten. Die für die Disziplin nötige **Willenskraft** ist die Fähigkeit, Ziele, Vorhaben, Pläne und Wünsche in die Tat umzusetzen und die dafür nötigen – wenn auch schwierigen – Schritte zu tun. (In der Psychologie spricht man dabei von einem Akt der Selbststeuerung.[434, 435] Dieser Begriff zeigt uns, dass Willenskraft uns hilft, durch unser Leben zu navigieren, quasi das Steuer in die Hand zu nehmen.)
- **Motivation** hingegen ist eher ein Gefühl, das zu bestimmten Handlungen antreibt. Mit dem Begriff werden oft auch die Beweggründe beschrieben, die eine Person immer wieder zu einem bestimmten Verhalten bringen – z. B. wenn sie ein gewünschtes Ergebnis erreichen oder eine Belohnung erhalten will.

Das Zusammenspiel von Motivation und Disziplin ist dabei ein dynamischer Prozess. Hast du an etwas Freude, ist es leicht, Motivation dafür aufzubringen. Ist etwas eher eine unangenehmere Tätigkeit oder eine »Pflichtaufgabe«, können auch Disziplin und Willenskraft in der Startphase als Treiber dienen – und die Wiederholung kann zudem dabei helfen, dass eine Handlung langfristig zur Gewohnheit wird. Merkst du dann, wie dir etwas guttut, oder siehst einen Sinn darin, schafft das eine positive Rückkopplung und die anfängliche Disziplin wandelt sich schrittweise in innere Motivation um. Bestenfalls »übernimmt« die Motivation und das Ganze wird zum Selbstläufer.

Um dauerhaft gesundheitsfördernde Gewohnheiten aufzubauen, ist also beides wichtig und hilfreich: Motivation und Disziplin samt der dafür nötigen Willenskraft. (Damit wir uns aber wirklich richtig verstehen: Ich meine mit Disziplin nicht, sich mit reiner Willenskraft *gegen die eigenen Bedürfnisse* zu stellen. Das ist keine Disziplin, sondern gewaltsame Selbstkontrolle.) Jetzt ist es aber so, dass es einen bemerkenswerten Zusammenhang zwischen Willenskraft und Tageszeit gibt. Konkret heißt das: Je fortgeschrittener der Tag, umso geringer ist die Willenskraft.[436, 437]

Vielleicht hast du auch schon die Erfahrung gemacht, dass ein anstrengender Tag deine Selbstkontrolle schwächt und du anfälliger wirst für Versuchungen und Verlockungen aller Art (die übrigens nur da sein können, wenn du dir etwas verbietest!). Ich persönlich glaube nicht mehr an den Schweinehund, der häufig als »Entschuldigung« für »charakterliche Mängel« ins Feld geführt wird. Ich bevorzuge einen realistischeren und mitfühlenderen Ansatz, der die tatsächlichen Lebensumstände in den Vordergrund rückt. Wenn du dich nicht zu einer ausgewogenen Ernährung und regelmäßiger Bewegung motivieren kannst, liegt das wahrscheinlich schlicht und ergreifend daran, dass dir die Energie und die Kapazitäten fehlen. Und das ist auf eine äußere oder innere Erschöpfung zurückzuführen. Verzeih mir meine Wortwahl, aber isst du nicht genug, schläfst du nicht gut und bist monstermäßig gestresst, dann ist deine Willenskraft einfach am Arsch.

Es sollten also schon die passenden Rahmenbedingungen gegeben sein, wenn du versuchst, neue, gesunde Gewohnheiten zu etablieren. Gerade beim Thema Ernährung verlieren wir uns nur allzu leicht in Details. Stimmt aber das ganze Drumherum nicht, dann ist die Diskussion, ob wir lieber Vollkornhirse oder Vollkorndinkel essen sollten, ein bisschen so, als versuchten wir, das Wohnzimmer neu einzurichten, während die Bude brennt. Denn allein mit Willenskraft oder Selbstkontrolle lässt sich kein Ziel erreichen, besonders nicht, wenn alle möglichen Faktoren dagegensprechen.

Mehr Klarheit auf dem Weg

Echte Ziele sind häufig weniger ein diffuser Wunsch (der uns vielleicht sogar von unserem Umfeld suggeriert wurde), sondern vielmehr ein Wunschzustand, von dem man voll und ganz überzeugt ist. Meistens basieren sie nicht allein auf rationalen Überlegungen, sondern kommen aus dem Herzen. Aber wie finden wir solche Ziele? Dafür gibt es eine einfache Formel – bzw. eher eine Frage, die sich je nach Betonung auf drei Arten beantworten lässt:

- **Will** ich das? – Will du es wirklich mit allen Konsequenzen?
- Will **ich** das? – Ist es wirklich dein eigenes Ziel oder erfüllst du Erwartungen?
- Will ich **das**? – Ist es genau das, was du willst? Wie konkret kennst du dein Ziel?

Es reicht aber nicht, wenn du dir nur überlegst, *was* du ändern willst. Du musst auch wissen, *warum*. Oft tun wir Menschen einfach die Dinge, die wir schon immer getan haben, ohne so richtig zu wissen, weshalb wir sie tun. Wir rennen im Hamsterrad um die Wette und erfüllen unsere täglichen Routineaufgaben, ohne überhaupt auf den Gedanken zu kommen, sie zu hinterfragen. Dein Warum sollte so stark sein, dass du dich von nichts und niemandem aufhalten lässt. Um es zu finden, kannst du dir beispielsweise die folgenden Fragen stellen:

- Wo will ich hin?
- Wer will ich sein?
- Was habe ich als Kind geliebt zu tun, was ich jetzt nicht mehr mache?
- Was mache ich heute wirklich gerne?
- Welche Werte will ich (vor-)leben?
- Was ist mir im Leben wichtig?
- Was möchte ich bewegen?
- Woran sollen sich Menschen erinnern, wenn sie an mich denken?
- Was möchte ich erschaffen?
- Was ist meine Bestimmung?
- Für wen macht es einen Unterschied, dass ich auf dieser Welt bin?
- Inwiefern wird diese Welt eine andere sein, weil ich hier gewesen bin?
- Was möchte ich auf dieser Welt hinterlassen?
- Welches Potenzial steckt in mir?

Die Antworten auf diese Fragen werden dir nicht einfach so aus der Feder fallen. Gutes Stichwort, denn wenn du kannst, beantworte die Fragen gerne handschriftlich, da du dadurch mehr unbewusste Anteile in dir anzapfst, als wenn du am Computer oder Handy tippst. Nimm dir ein Blatt Papier und einen Stift und schreib einfach drauflos. Es gibt kein Richtig oder Falsch. Wenn du dir immer mal wieder etwas Zeit zum Beantworten dieser Fragen nimmst, wird dein Weg immer klarer vor dir liegen. Dein Warum ist die Grundlage, auf der du für dich passende, gute Gewohnheiten aufbaust, die dich zu deinen Zielen führen.

Definiere Werte statt Ziele

Ziele sind nützlich, können aber starr sein und mit Stress und Leistungsdruck verbunden werden. Wenn sie nicht erreicht werden, kann das zu Enttäuschung führen. Gerade wenn es um Wohlbefinden und Gesundheit geht, kann es sinnvoll sein, statt Zielen lieber Werte zu definieren, da sie eine tiefere und nachhaltigere Orientierung bieten. Während Ziele oft spezifisch, zeitlich begrenzt und ergebnisorientiert sind (z. B. »Ich möchte 5 kg abnehmen« oder »Ich will dreimal pro Woche Sport machen«), sind Werte übergeordnete Prinzipien, die dauerhaft gelten und vor allem beständig sind. Werte sind prozessorientiert und helfen dabei, sich auf das Wie und das Warum zu konzentrieren, anstatt ausschließlich auf das Was. Egal, wie »smart« Ziele auch gewählt sind, sie bleiben binär: Entweder man erreicht sie oder nicht. Ziele können sich schnell ändern, verfehlt werden oder durch äußere Umstände scheitern. Werte dagegen geben eine langfristige Richtung vor, eine Art Kompass, an dem man sich immer wieder orientieren kann und der eine kontinuierliche Anpassung an die aktuelle Lebenssituation ermöglicht. Bei Werten geht es nicht um ein fixes Ergebnis, sondern um den ständigen Fortschritt. Kern der Sache ist es, kontinuierlich zu wachsen. Das bedeutet, dass man sich schrittweise und langfristig in eine Richtung bewegt, die von den eigenen Werten bestimmt wird.

Wenn der Wert »Gesundheit« im Vordergrund steht, geht es im Kern gar nicht darum, ein bestimmtes Gewicht oder einen spezifischen Blutwert zu erreichen, sondern dauerhaft eine gesunde Lebensweise zu pflegen. Das bedeutet, dass man kontinuierlich gesundheitsfördernde Entscheidungen im Rahmen der eigenen Möglichkeiten trifft – sei es bei der Ernährung, Bewegung, beim Schlafverhalten, Stressmanagement usw. Wenn es heute nicht klappt, versucht man es morgen wieder. Auch wenn es Rückschläge gibt, bleibt der Wert »Gesundheit« bestehen, und man kann immer wieder kleine Schritte in Richtung eines gesünderen Lebens unternehmen. Wenn man sich von Werten leiten lässt, bleibt die Motivation langfristig erhalten, weil diese Werte tief in der eigenen Überzeugung verankert sind. Man ist nicht nur durch das Erreichen eines Ziels motiviert, sondern durch den Wunsch, in Übereinstimmung mit den eigenen Werten zu leben. Das sorgt dafür, dass man auch bei Rückschlägen oder Kursabweichungen motiviert bleibt, weiterzumachen.

Da es bei Werten weniger um das Erreichen eines spezifischen Ergebnisses geht, sondern um eine allgemeine Lebensrichtung, sind Rückschläge weniger frustrierend. Das nimmt übermäßigen Druck und erhöht die Wahrscheinlichkeit, motiviert zu bleiben, auch wenn es mal nicht perfekt läuft. (Und ganz ehrlich, wann tut es das schon?) Das ständige Streben nach dem, was einem wichtig ist, bleibt erhalten, weil der Wert nicht wegfällt, selbst wenn kurzfristige Ziele nicht erreicht werden. Deine persönlichen Werte zu entdecken, ist ein wichtiger Schritt, um Klarheit über deine Prioritäten und Entscheidungen im Leben zu gewinnen. Spannenderweise gibt es bereits Tendenzen, dass sich das Gesundheitswesen auch in diese Richtung weiterentwickelt. Eine wertorientierte Gesundheitsversorgung wurde bereits als ein nächster, wichtiger Schritt im Wandel des Gesundheitsmanagements vorgeschlagen, aber bisher (noch?) nicht als integrative Strategie in Krankenhäusern umgesetzt.[438–440]

Was sind deine persönlichen Werte?

Werte können eine enorm wichtige Rolle dabei spielen, mit chronischen Erkrankungen umzugehen. Denn Werte dienen dir als innere Kompasspunkte, sie können dir Orientierung und Halt geben.

Indem du deine wichtigsten Werte kennst, kannst du deine Energie gezielter in Aktivitäten und Beziehungen investieren, die diesen Werten entsprechen. Chronische Erkrankungen können das Leben schwer vorhersehbar machen und viele Herausforderungen und Tage mit sich bringen, an denen die Energie gegen null geht. Werte wie Selbstakzeptanz und Mitgefühl können dir helfen, geduldiger mit dir selbst umzugehen und dir zu erlauben, schwierige Zeiten zu akzeptieren, ohne dich selbst zu verurteilen. Wenn du dir Mitgefühl schenkst, weil du einen Wert wie »Fürsorge« lebst, kannst du selbst in herausfordernden Momenten Sinn und Erfüllung finden.

Ein anderes Beispiel: Falls dir Gemeinschaft und soziale Beziehungen als Werte wichtig sind, könntest du trotz deiner Erkrankung Wege finden, diese Beziehungen zu pflegen – vielleicht in kleineren, weniger energieintensiven Formen wie Online-Kommunikation oder kurzen Treffen. Das gibt deinem Leben Struktur und Freude, auch wenn körperliche Grenzen existieren. Chronische Erkrankungen erfordern oft Entscheidungen, etwa wie du mit deiner Energie haushaltest oder wie du deine Zeit verbringst. Wenn du deine Werte kennst, kannst du diese Entscheidungen in Übereinstimmung mit deinen Prioritäten treffen, statt dich von äußeren Erwartungen oder gesellschaftlichem Druck beeinflussen zu lassen (siehe Seite 87).

In diesem Buch wollten wir die Frage klären, wie es möglich ist, ohne Kontrolle und Verzicht genussvoll und entspannt zu essen, sich gut zu versorgen und selbst mit Krankheiten im Gepäck ein erfülltes, glückliches, möglichst gesundes und leistungsfähiges Leben zu führen. Die einfache und gleichzeitig so komplexe Antwort ist: Betrachte das große Ganze. Indem du dich auf deine Werte konzentrierst, wirst du sehr viel wahrscheinlicher Entscheidungen treffen, die dein Wohlbefinden steigern, deine Gesundheit unterstützen und dir erlauben, ein Leben zu führen, das für dich bedeutungsvoll ist – unabhängig von den Herausforderungen, die deine Erkrankungen mit sich bringen.

Deine Werte sind ein tief verwurzelter Teil deiner Identität. Sobald du sie kennst, kannst du bewusster Entscheidungen treffen, die im Einklang mit dir selbst stehen, was dein Leben erfüllter, authentischer und glücklicher machen wird. Ich wünsche dir von Herzen ganz viel Erfolg dabei.

Hier findest du die Quellenangaben, auf die im Buch an den jeweiligen Stellen verwiesen wird.

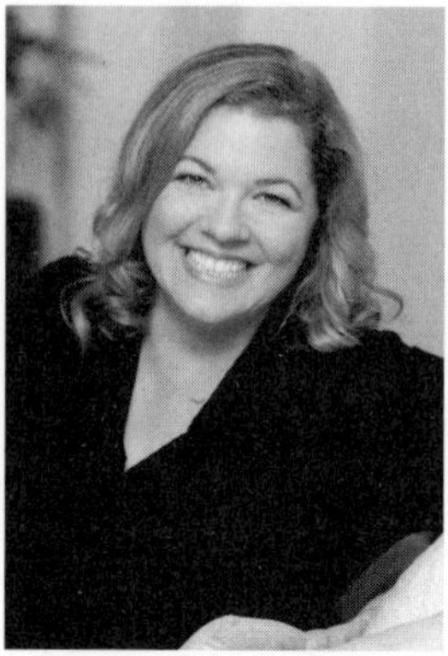

Dr. Antonie Post, geboren 1982, ist Dipl.-Ernährungswissenschaftlerin, Autorin und Speakerin und arbeitet in eigener Praxis für gewichtsneutrale Ernährungsberatung und -therapie. Sie ist zertifizierte Beraterin für intuitive Ernährung und besitzt Qualifikationen zur Diät- und Ernährungsberatung des Berufsverbands Ökotrophologie (VDOE) sowie des Verbands für Ernährung und Diätetik (VFED). Mit ihrer Arbeit schafft sie Bewusstsein für die Schattenseiten der Diätkultur, zeigt Möglichkeiten auf, sich von der Diätmentalität und Diätzwängen zu befreien und setzt sich für eine gewichtsneutrale Gesundheitsversorgung ein. Seit 2020 betreibt sie ihren Anti-Diät-Podcast »Iss doch, was du willst!«, in dem sie Menschen dabei unterstützt, Vertrauen und Wertschätzung für den eigenen Körper zu erschaffen und dadurch eine innere Motivation, sich ausgewogen und genussvoll zu ernähren und wirklich gesunde Verhaltensweisen zu wählen. Denn jeder Körper verdient Fürsorge und Respekt – egal ob dick oder dünn, gesund oder (chronisch) krank.